Ide/Vahlensieck

Die Harninkontinenz beim Mann

Pflaum Physiotherapie
Herausgeberin: Ingeborg Liebenstund

Wolfgang Ide/Winfried Vahlensieck

Die Harninkontinenz beim Mann

Pflaum

Anschrift der Autoren:

Wolfgang Ide
Privatdozent Dr. med. Winfried Vahlensieck
c/o Klinik Wildetal
Mühlenstr. 8
34537 Bad Wildungen

Impressum

Bitte beachten Sie: Die medizinische Entwicklung schreitet permanent fort. Neue Erkenntnisse was Medikation und Behandlung angeht, sind die Folge. Autor und Verlag haben größte Mühe walten lassen, um alle Angaben dem Wissenstand zum Zeitpunkt der Veröffentlichung anzupassen. Dennoch ist der Leser aufgefordert, Dosierungen und Kontraindikationen aller verwendeten Präparate und medizinischen Behandlungsverfahren anhand etwaiger Beipackzettel und Bedienungsanleitungen eigenverantwortlich zu prüfen, um eventuelle Abweichungen festzustellen.

Die Deutsche Bibliothek - CIP-Einheitsaufnahme
Ein Titelsatz für diese Publikation ist bei Der Deutschen Bibliothek erhältlich.

ISBN 3-7905-0872-1

© Copyright 2002 by Richard Pflaum Verlag GmbH & Co. KG
München • Bad Kissingen • Berlin • Düsseldorf • Heidelberg.

Alle Rechte, insbesondere die der Übersetzung, des Nachdrucks, der Entnahme von Abbildungen, der Funksendung, der Wiedergabe auf fotomechanischem oder ähnlichem Wege und der Speicherung in Datenverarbeitungsanlagen, bleiben, auch bei nur auszugsweiser Verwertung, vorbehalten.
Die Wiedergabe von Gebrauchsnamen, Handelsnamen, Warenbezeichnungen usw. in diesem Werk berechtigt auch ohne besondere Kennzeichnung nicht zu der Annahme, dass solche Namen im Sinne der Warenzeichen- und Markenschutzgesetzgebung als frei zu betrachten wären und daher von jedermann benutzt werden dürften. Wir übernehmen auch keine Gewähr, dass die in diesem Buch enthaltenen Angaben frei von Patentrechten sind; durch diese Veröffentlichung wird weder stillschweigend noch sonstwie eine Lizenz auf etwa bestehende Patente gewährt.

Herstellung: Buchundmehr, München
Innenlayout: Carsten Tschirner, München
Satz: Mitterweger & Partner Kommunikationsgesellschaft mbH
Druck und Bindung: LegoPrint, Trento

Informationen über unser aktuelles Buchprogramm finden Sie im Internet unter: http://www.pflaum.de

Inhalt

Danksagung 8

1 Einleitung 9

2 Anatomie und Physiologie des männlichen Harnkontinenzmechanismus 11
2.1 Anatomie 11
2.1.1 Nervenversorgung 14
2.2 Physiologie der Kontinenz und Miktion 15

3 Diagnostik der männlichen Harninkontinenz 17
3.1 Formen der Harninkontinenz 19
3.1.1 Stressharninkontinenz 19
3.1.2 Urgeinkontinenz (Dranginkontinenz) 20
3.1.3 Reflexinkontinenz 21
3.1.4 Überlaufinkontinenz 21
3.1.5 Extraurethrale Inkontinenz 21

4 Ursachen und Einflussfaktoren der Harninkontinenz 22
4.1 Prostatakarzinom 22
4.1.1 Therapie des Prostatakarzinoms 22
4.1.2 Harninkontinenz nach radikaler Prostataentfernung 25
4.2 Harnblasenkarzinom 25
4.3 Apoplex 25
4.4 Multiple Sklerose 26
4.5 Parkinson-Syndrom 26
4.6 Demenz 26
4.7 Diabetes mellitus 27
4.8 Depression 27
4.9 Harnwegsinfektionen 27
4.10 Schmerzen 27
4.11 Medikamente 28

5	**Medikamentöse Therapie bei Harninkontinenz**	29
5.1	Medikamente zur Therapie der Urgeinkontinenz	29
5.2	Medikamente zur Therapie der Stressinkontinenz	29
5.3	Antibiotika	30
5.4	Schmerzmittel	30
5.5	Antidepressiva	31
6	**Die Übungen des Kontinenztrainings**	32
6.1	Das Wahrnehmen des Schließmuskels	37
6.2	Sensomotorisches Training	43
6.3	Übung für die Steigerung der Durchblutung	48
6.4	Krafttraining	48
6.5	Der Übertrag in die Aktivitäten des täglichen Lebens	52
6.5.1	Drucksituationen	53
6.5.2	Bewegungen, bei denen kein verstärkter Druck entsteht	55
6.6	Fazilitation der unbewussten Anteile des Kontinenzsystems durch die Akupressur	61
6.7	Manuelle Therapie	67
7	**Aufbau und Gestaltung des Kontinenztrainings**	71
8	**Physiotherapie bei Inkontinenz nach Prostata- oder Harnblasenkarzinom**	74
8.1	Die klassischen Phasen der Wundheilung des Muskelgewebes	74
8.1.1	Die Entzündungsphase	75
8.1.2	Die Proliferationsphase	76
8.1.3	Die Umbauphase	78
8.2	Kontinenztraining für frisch operierte Patienten	78
8.2.1	Therapie in der Entzündungsphase bzw. bis zum Entfernen des Katheters	79
8.2.2	Therapie in der Proliferationsphase	79
8.2.3	Therapie in der Umbauphase	80
9	**Die physiotherapeutische Behandlung der Urgeinkontinenz**	82

Inhalt

10	**Physiotherapie bei Inkontinenz nach Apoplex, Multipler Sklerose, Parkinson-Syndrom, Demenz und Diabetes mellitus**	84
11	**Die Behandlung der Überlauf- und Reflexinkontinenz**	11
12	**Die Behandlung von Patienten mit Schmerzsymptomatik**	89
12.1	Schmerzphysiologie	89
12.2	Physiotherapieprogramme für Patienten mit verstärkten Schmerzen . .	94
12.2.1	Physiotherapiekonzept für Patienten mit biologisch angepassten Schmerzen	95
12.2.2	Physiotherapiekonzept für Patienten mit maladaptiven Schmerzen . . .	96
13	**Biofeedback- und Elektrotherapie**	97
13.1	Biofeedback	97
13.1.1	Beispiel für die Gestaltung eines Biofeedback-unterstützten Kontinenztrainings	101
13.2	Elektrostimulation	104
14	**Antworten auf häufig von Patienten gestellte Fragen**	106
	Literatur	112
	Glossar	115
	Register	118

Danksagung

Allen Patienten der Kliniken Hartenstein gilt unser Dank an erster Stelle: Sie haben durch offenen Austausch in vielen Gesprächen über ihre Inkontinenzprobleme wesentlich zur Gestaltung unseres Therapiekonzeptes beigetragen. Ihre Rückmeldungen über die Wirksamkeit und Praktikabilität unseres therapeutischen Vorgehens halfen uns entscheidend bei seiner Verbesserung.

Den Herren Professoren Dr. med. Dorschner und Dr. med. Hertle, Herrn Dr. med. Pühse wie auch den Firmen SOM und Apogepha sind wir ebenfalls zu großem Dank verpflichtet. Dieser gilt auch den Urologischen Nachrichten für die Genehmigung, das Bildmaterial in unserem Buch verwenden zu dürfen. Für die Hilfe bei der Fertigstellung des Manuskriptes danken wir Frau Edith Ide und den Herren Jonas Ide und Dieter Neubert.

Wir danken herzlich allen Kollegen, deren kritische Fragen und zahlreiche Anregungen wesentlich zur Optimierung unseres Inkontinenzkonzepts beigetragen haben.

Nicht zuletzt danken wir dem Richard Pflaum Verlag für seine Bereitschaft, das Projekt zu veröffentlichen, sowie der Herausgeberin der Fachbuchreihe Pflaum Physiotherapie, Frau Ingeborg Liebenstund, für die stete Begleitung.

Bad Wildungen, im Sommer 2001

Wolfgang Ide   Winfried Vahlensieck

1 Einleitung

„Männer sind anders. Frauen auch." Dieser prägnante Buchtitel von John Gray trifft ganz besonders auch auf den unteren Harntrakt des Menschen zu. Anatomie, Physiologie und Pathophysiologie sind bei Frauen und Männern verschieden. Im Gegensatz zu den Gegebenheiten bei der Frau ist die Ursache der Inkontinenz des Mannes nicht eine Schwäche der Beckenbodenmuskulatur oder gar eine Absenkung der Organe im Unterleib, sondern in der Regel ein diffiziles Problem des Harnröhrenschließmuskels, der Blase oder des Nervensystems. Es ist daher nicht ausreichend, die für die Behandlung inkontinenter Frauen konzipierten Übungen unkritisch auf den Mann zu übertragen. Es muss vielmehr überlegt werden, welche der bekannten Übungen für die Behandlung der Inkontinenz des Mannes geeignet sind und ob diese abgewandelt werden müssen. Der Fokus der Therapie des inkontinenten Mannes muss auf den Schließmuskel der Harnröhre, auf die Blase oder das Verhalten des Patienten gerichtet sein und nicht auf die Beckenbodenmuskulatur. Die Therapiebezeichnung „Beckenbodengymnastik" ist daher für die Behandlung der Inkontinenz des Mannes nicht korrekt. Sie wird deshalb von uns durch den Begriff „Kontinenztraining" ersetzt. Bekannte Übungen der Beckenbodengymnastik der Frau werden im Rahmen des Kontinenztrainings für die Behandlung der männlichen Inkontinenz abgewandelt und durch andere Übungen ergänzt.

Die Grundlage für unser Kontinenztraining bilden die anatomischen Studien von Dorschner et al. (1994), sowie die sich hieraus ableitende Physiologie der Harnkontinenz und der Miktion. Die Pathophysiologie bestimmt, ob der Schwerpunkt der Therapie mehr auf dem externen Harnröhrenschließmuskel, der Blase oder dem Verhalten des Patienten liegt.

Eine optimale Therapie ist nur durch eine gute Zusammenarbeit zwischen Arzt und Physiotherapeuten möglich. Es ist für den Physiotherapeuten sehr sinnvoll, die wesentlichen Diagnose- und Therapiemöglichkeiten des Arztes zumindest prinzipiell zu kennen. Genauso wichtig ist es freilich, dass auch der Arzt die Therapiemöglichkeiten des Physiotherapeuten kennt. Auf dieser Basis kann eine gute Zusammenarbeit zwischen Arzt und Physiotherapeuten aufgebaut werden, mit dem Ziel, die optimale Therapiekombination für den individuellen Patienten zu finden. In dem vorliegenden Buch werden neben dem Kontinenztraining deshalb auch die Diagnose- und Therapiemöglichkeiten des Arztes kurz dargestellt. Das Basiskonzept des Kontinenztrainings für Männer setzt sich aus fünf Übungsbereichen zusammen. Am Anfang steht das Wahrnehmen des Schließmuskels, gefolgt vom sensomotorischen Training. Das Krafttraining baut auf den eingeübten Fertigkeiten auf. Das in den ersten drei Bereichen Erlernte muss in die Situationen des täglichen Lebens übertragen werden, um ein optimales Behandlungsergebnis zu erzielen. Die Akupressur fazilitiert die unbewussten Bereiche des Kontinenzsystems und unterstützt den Heilungsprozess im Sinne eines ganzheitlichen Therapieansatzes. Das Grundkonzept des Kontinenztrainings kann durch die Manuelle Therapie, die Elektrostimulation und die Behandlung mit Biofeedback-Geräten ergänzt werden.

Wir haben versucht, dieses Programm auf wissenschaftlich abgesicherten Erkenntnissen aufzubauen und die in anderen Therapiekonzepten wie der Sportmedizin, der medizinischen Trainingstherapie, der Sportphysiotherapie, der Schmerztherapie und dem PNF-Konzept dargestellten Grundprinzipien auf die Behandlung der inkontinenten Männer zu übertragen.

Die sehr guten Erfolge, die dieses Therapiekonzept zeigt, konnten in Studien, die an der Klinik Wildetal durchgeführt wurden, dokumentiert werden (Ide et al. 1999, Murnik et al. 2000, Ide et al. 2002).

2 Anatomie und Physiologie des männlichen Harnkontinenzmechanismus

Die Harnblase und die Harnröhre beim Mann haben die Funktion der Urinspeicherung und Urinentleerung, wobei die beiden Harnröhrenschließmuskel mit ihrem Druck den Ruhedruck der Harnblase übersteigen, damit eine Kontinenz gewährleistet ist. Während des Wasserlassens muss der Druck in der Blase den Druck in der Harnröhre übersteigen, damit die Harnblase komplett entleert wird.

2.1 Anatomie

Die anatomischen Studien von Dorschner et al. (1994), die bei 65 Verstorbenen durchgeführt wurden und auf 30 000 histologischen Schnitten basieren, zeigen einen von den Lamellen des Detrusors unabhängigen Musculus sphincter vesicae, der den Blasenauslass elliptisch umgreift und als einzige Struktur die innere Harnröhrenmündung (Ostium urethrae internus) verschließt. Der externe oder äußere Schließmuskel (M. sphincter urethrae externus) ist eine von der umgebenden Beckenbodenmuskulatur unabhängig existierende Struktur und von dieser durch Bindegewebe getrennt. Er besteht aus einem inneren, glattmuskulären zirkulären Anteil und einem äußeren, quergestreiften Anteil, der die Harnröhre unterhalb der Prostata hufeisenförmig umgreift. Der untere Anteil der Prostata wird dabei vom Schließmuskel überlappt. Der glattmuskuläre Anteil des äußeren Schließmuskels wird von Dorschner als Musculus sphincter urethrae glaber bezeichnet, der quer-

Kapitel 2 — Anatomie und Physiologie

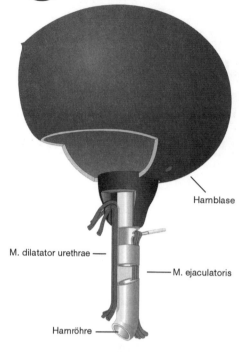

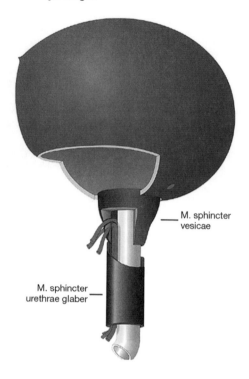

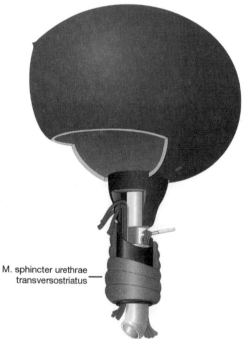

Abb. 2.1
Der M. dilatator urethrae ermöglicht durch seine Kontraktion die Miktion.
(Abb. 2.1–2.3 wurden dem Faltblatt „Anatomie des unteren Harntraktes unter dem Gesichtspunkt der Miktion und der männlichen Geschlechtsfunktion" von Dorschner und Stolzenburg, erstellt von der Apogepha Arzneimittel GmbH, entnommen.)

Abb. 2.2
Die beiden autonom gesteuerten Schließmuskel des Kontinenzsystems.

Abb. 2.3
Der willentlich zu steuernde M. sphincter urethrae transversostriatus umgreift den M. sphincter urethrae glaber.

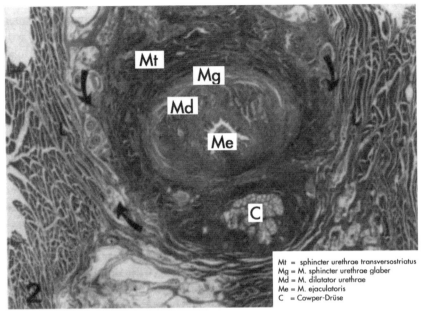

Mt = sphincter urethrae transversostriatus
Mg = M. sphincter urethrae glaber
Md = M. dilatator urethrae
Me = M. ejaculatoris
C = Cowper-Drüse

Abb. 2.4
Die Untersuchungen Dorschners wurden anhand von 30 000 histologischen Schnitten durchgeführt (Quelle: Urologische Nachrichten).

gestreifte Anteil als Musculus sphincter urethrae transversostriatus. Der quergestreifte Anteil des Musculus sphincter externus besteht aus zwei Komponenten, den so genannten Slow-Twitch-Fasern, d.h. langsam arbeitenden quergestreiften Muskelfasern, die eine kontinuierliche Haltearbeit verrichten können und so genannten Fast-Twitch-Fasern, d.h. sehr schnell reagierenden Muskelfasern, die bei raschem intraabdominellem Druckanstieg (z.B. Husten, Lachen, Niesen) eine Anspannung vollführen.

Im ventralen Bereich befindet sich ein longitudinales Muskelsystem, das in der Lage ist, die Harnröhre aktiv zu öffnen. Dieser Muskel wird von Dorschner als Musculus dilatator urethrae bezeichnet. Im dorsalen Teil der Harnröhre befindet sich ebenfalls eine longitudinale muskuläre Struktur, die als Musculus ejaculatorius bezeichnet wird. Dieser Muskel ist für die Kontraktionen, die das Sperma durch die Harnröhre treiben, verantwortlich.

Eine Struktur, die dem Musculus transversus perinei profundus entspricht, konnte nicht gefunden werden. Dieser, in vielen Büchern als ein Hauptelement des Diaphragma urogenitale beschriebene Muskel, aus dem der externe Sphinkter der Harnröhre hervorgehen soll, existiert nicht (s. Abb. 2.1, 2.2, 2.3 und 2.4)!

2.1.1 Nervenversorgung

Die glattmuskulären Anteile des Harnröhrenschließmuskels werden durch den Sympathikus und den Parasympathikus innerviert. Die sympathische Innervation erfolgt über den N. hypogastricus und den Grenzstrang aus den Segmenten Th10 bis L2. Die parasympathische Innervation erfolgt über die Nn. pelvici aus den Segmenten S2 bis S4. Die quergestreifte Sphinktermuskulatur wird somatisch über den Nervus pudendus und den Plexus pelvicus aus den Spinalsegmenten S2 bis S4 versorgt.

Das Zusammenziehen der Detrusormuskulatur der Blase wird über die parasympathischen Bahnen des Nervus pelvicus gesteuert, dessen Reflexzentrum in den Sakralsegmenten des Rückenmarks bei S2 bis S4 liegt. Die Spannung der Blasenmuskulatur unterliegt dabei allerdings dem Einfluss der sympathischen Nerven, hier vor allem der thorakalen Segmente des Grenzstrangs unter Vermittlung des Plexus hypogastricus.

Die Sensibilität der Harnblase wird über somatische Fasern im Nervus pudendus und über viszerosensible Bahnen des Parasympathikus zum Rückenmark (S2-S4) geleitet. Dabei liegen die Rezeptoren für Schmerz, Temperatur und Berührung, die so genannten Exterozeptoren direkt unter der Schleimhaut (Uroepithel), die für Dehnungsempfindungen (Propriozeptoren) in der Blasenmuskulatur.

Nach Bradley und Scott (1978) gibt es vier miteinander zusammenhängende Funktionskreise der spinalen und zentralen Steuerung von Harnblase und Schließmuskeln:

▷ Der erste Funktionskreis beinhaltet Bahnen zwischen Frontalhirn, Formatio reticularis des Hirnstamms, Thalamus, Basalganglien und Kleinhirn. Er ist für die willentliche Kontrolle der Miktion verantwortlich. Bei Schädigung dieser Strukturen kommt es zu einer Hyperaktivität der Blasenmuskulatur.

▷ Der zweite Funktionskreis beinhaltet spinale Bahnen zwischen Formatio reticularis und sakralem Miktionszentrum bei S2 bis S4. Außerdem sind hier sensorische Afferenzen zwischen Harnblasenmuskulatur und Hirnstamm beteiligt. Dieser Funktionskreis ist für eine koordinierte Harnblasenentleerung wichtig.
▷ Der dritte Funktionskreis stellt die Verbindung zwischen Harnblase, sakralem Miktionszentrum und dem Musculus sphincter urethrae externus her. Er gewährleistet die Entspannung des Schließmuskels beim Wasserlassen bei gleichzeitiger Kontraktion des Blasenmuskels und die Anspannung des Schließmuskels in der Blasenfüllungsphase.
▷ Der vierte Funktionskreis stellt die Verbindung zwischen Gehirnrinde, Sakralmark und Schließmuskel her und steuert somit die willkürliche Anspannung des Musculus sphincter urethrae externus (Füsgen und Melchior 1997).

2.2 Physiologie der Kontinenz und Miktion

Aus den Studien von Dorschner et al. (1994) ergibt sich ein verständliches Modell für die Miktion und die Kontinenz:
Der glattmuskuläre Anteil des externen Harnröhrensphinkters ist in der Lage, die Dauerkontinenz langfristig und ohne Ermüdung sicher zu stellen. Dies geschieht unbewusst, da der Muskel autonom innerviert ist. Intravesikale Druckspitzen werden hingegen durch den quergestreiften Muskelanteil des externen Sphinkters aufgefangen. Er ist willkürlich innerviert und kann so z.B. auch das bewusste Unterbrechen des Harnstrahls durchführen.
Die histomorphologischen Untersuchungen von Dixon und Gosling (2000) haben jedoch gezeigt, dass der Musculus sphincter urethrae transversostriatus fast ausschließlich aus Slow-Twitch-Fasern besteht. Hat ein Muskel die beschriebene Funktion der willentlichen Harnstrahlunterbrechung und des schnellen Druckanstiegs in Situationen, in denen ein plötzlicher intraabdomineller Druck entsteht, als Hauptfunktion, ist es zu erwarten, dass dieser Muskel vorwiegend aus Fast-Twitch-Fasern besteht. Der extrem hohe Anteil der Slow-Twitch-Muskelfasern lässt un-

serer Meinung nach vermuten, dass der quergestreifte Anteil des externen Schließmuskels durch seinen Grundtonus ebenfalls zur Dauerkontinenz beiträgt.

Diese Vermutung wird durch die Beobachtung der Dauerkontinenz unserer Patienten kurz nach einer radikalen Prostatektomie unterstützt. Die überwiegende Zahl dieser Patienten registriert einen vom Vormittag zum Nachmittag zunehmenden Urinverlust im Bereich der Dauerkontinenz, der durch ein ständiges leichtes Tröpfeln gekennzeichnet ist. Diese Symptomatik lässt eine Ermüdung des Sphinkters durch die zwangsläufig im täglichen Leben stattfindende Belastung vermuten. Wäre lediglich der autonom innervierte Musculus sphincter urethrae glaber für die Dauerkontinenz zuständig, dürfte die beschriebene Symptomatik in dieser Form nicht auftreten, da glattmuskuläre Strukturen ermüdungsfrei arbeiten.

Der Musculus sphincter vesicae internus trägt nach Dorschner et al. (1994) nur sekundär zur Kontinenz bei. Seine Hauptfunktion liegt vielmehr darin, eine retrograde Ejakulation in die Blase zu verhindern. Diese Annahme wird durch die Beobachtung unterstützt, dass Patienten, bei denen eine transurethrale „Aushobelung" der Prostata, bei einer vorliegenden BPH, durchgeführt wurde, nach dem Eingriff in der Regel eine retrograde Ejakulation zeigen, ohne inkontinent zu sein. Dieser Sachverhalt deutet darauf hin, dass der Musculus sphincter vesicae zerstört wurde, was zu einer retrograden Ejakulation führt, und der externe Sphinkter in der Lage ist, die vollständige Kontinenz postoperativ auch alleine zu gewährleisten.

Kommt es zur Miktion, wird durch eine Kontraktion des Musculus dilatator urethrae der Sphincter trigonalis der Harnblase gestreckt. Durch die entstehende Vorwärts- und Abwärtsbewegung wird der Blasenhals geöffnet. Gleichzeitig vermindert sich der Tonus des externen Harnröhrensphinkters. Diese Abnahme der Aktivität kann mittels einer EMG-Ableitung gemessen werden. Der Blasenhals öffnet sich, wobei der untere Teil des ventralen longitudinalen Muskelsystems die Harnröhre nach kaudal zieht und sie dadurch offen hält. Der Detrusor vesicae kontrahiert gleichzeitig und treibt den Urin durch die geöffnete Harnröhre aus. Der Detrusordruck erreicht nach kurzer Zeit sein Maximum.

Nach der Beendigung der Miktion steigt der Urethradruck wieder an.

3 Diagnostik der männlichen Harninkontinenz

An erster Stelle ist neben der Frage, ob überhaupt ungewollt Urin verloren geht, nach Einflussfaktoren zu fragen. Dies kann vorangegangene Operationen, urologische Erkrankungen, Medikamente oder lokale Ursachen am Harntrakt beinhalten.

Die Menge des Harnverlusts wird nach den Kriterien der Internationalen Continence Society durch einen Vorlagentest (engl. Pad-Test) beurteilt. Dabei führt der Patient innerhalb einer Stunde verschiedene Manöver durch:

- Blase nicht entleeren lassen
- Windel wiegen und einlegen
- 15 Minuten sitzen und 500 ml trinken (natriumarme Flüssigkeit)
- 30 Minuten gehen, Treppen steigen
- 15 Minuten Aktivität (10× hinsetzen und aufstehen, 10× kräftig husten, 1 Minute auf der Stelle laufen, 5× Dinge vom Fußboden aufheben, 1 Minute die Hände unter laufendem Wasser waschen.)
- Windel entfernen und wiegen
- Wasser lassen, Menge notieren.

Es kann auch ein 24-Stunden-Test mit dem Wiegen der verschiedenen Vorlagen vor und nach Gebrauch durchgeführt werden.

Wichtig ist, über ein Miktionsprotokoll (s. Kap.10) über zwei bis drei Tage die Anzahl der Miktionen, die durchschnittliche Harnblasenkapazität, die Zahl der Inkontinenzepisoden und den Vorlagenverbrauch zu objektivieren.

Durch eine Untersuchung von Harnsediment und Harnkultur sollte eine begleitende Harnwegsinfektion ausgeschlossen werden.

Bei der klinischen Untersuchung des harninkontinenten Mannes sollte einmal eine rektale Beurteilung der Sphinkterkontraktion (Versuch, den fiktiven Harnstrahl zu unterbrechen) erfolgen. Dieser Test ermöglicht jedoch nur eine Aussage über die Funktion des Harnröhrenschließmuskels, wenn der in dieser Untersuchungstechnik erfahrene Arzt versucht, wirklich den externen Sphinkter der Harnröhre zu palpieren. Von der Kontraktionskraft des analen Sphinkters oder der Beckenbodenmuskulatur darf nicht auf die Funktionsfähigkeit des Musculus sphincter urethrae transversostriatus rückgeschlossen werden.

Außerdem können bei Verdacht auf neurogene Blasenentleerungsstörungen der Analreflex (eine reflektorische Kontraktion des Musculus sphincter ani bei Stimulation der perianalen Hautsensorik) und der Bulbokavernosusreflex (Kneifen der Eichel führt zu einer reflektorischen Kontraktion des Musculus sphincter ani) durchgeführt werden.

Die Sonographie von Nieren und der Harnblase sowie des Restharns nach Miktion ermöglicht eine Beurteilung der Harntraktstruktur und der Entleerungsfunktion der Harnblase.

Die Harnstrahlmessung oder so genannte Uroflowmetrie ermöglicht eine Beurteilung der Blasenentleerungsfunktion und Schließmuskelentspannung während des Wasserlassens anhand der entstehenden Miktionskurve.

Bei der Durchführung einer Urethrozystoskopie (Spiegelung von Harnröhre und Harnblase) werden Fisteln, Tumoren, Entzündungen und pathologische Veränderungen der Harnröhre, des Blasenhalses bzw. der Harnblase entdeckt. Außerdem können die Harnblase und auch der Schließmuskel bezüglich der Morphologie und Funktion beurteilt werden. Durch die Urethrozystoskopie ist es möglich, die Funktion des Musculus sphincter urethrae beim Mann optisch zu beurteilen, indem der Patient aufgefordert wird, ein Kneifmanöver während der Spiegelung durchzuführen.

Gelegentlich sind Röntgenuntersuchungen wie Abdomenleeraufnahme, Ausscheidungsurogramm oder Urethrogramm erforderlich, die über Anomalien oder Harnröhrenverengungen informieren.

Eine Harnblasendruckmessung (Zystomanometrie der Speicherphase des Harns), bei der die Blase kontinuierlich mit lauwarmer Kochsalzlösung gefüllt und der entstehende Blasendruck regelmäßig gemessen wird, schließt eine Instabilität (vorzeitiges Zusammenziehen) der Detrusormuskulatur aus. Diese kann nach Operationen im kleinen Becken, wie der radikalen Prostataoperation in bis zur Hälfte der Fälle auftreten.

Bei der Elektromyographie wird die elektrische Aktivität der Beckenboden- und Sphinkterexternusmuskulatur semiquantitativ registriert. Hierdurch können Funktionsstörungen des Schließmuskels der Harnröhre jedoch nur ausgeschlossen werden, wenn eine Nadelelektrode direkt in den Sphinkter eingebracht wird und ergänzend eine Beobachtung der korrekten Verschlussfähigkeit des Sphinkters mittels einer Spiegelung durchgeführt wird.

Die Miktionszystourethrographie (Funktionsröntgen der Harnblase) hat bei der Untersuchung der Harninkontinenz des Mannes sicher keinen hohen Stellenwert. Wichtig dürfte allenfalls die Kombination mit der Harnblasendruckmessung während der Entleerung (Druckflussmessung, Leakpoint-pressure-Bestimmung) zu sehen sein.

Durch das Harnröhrendruckprofil (Ableitung des Drucks in der Harnröhre) an verschiedenen Orten, einmal in Ruhe und zum anderen bei Hustenstößen (Stressprofil) lässt sich die Stressinkontinenz objektivieren.

3.1 Formen der Harninkontinenz

3.1.1 Stressharninkontinenz

Bei der klassischen Stressharninkontinenz wird bei körperlicher Anstrengung ungewollt Urin verloren, ohne dass ein Harndrang auftritt. Dabei übersteigt bei Belastung der Druck in der Harnblase den Druck im Schließmuskelbereich, sodass ein ungewollter Urinverlust auftritt. Klinisch ist diese Situation durch einen ungewollten Urinverlust bei körperlicher Anstrengung (= Stress) gekennzeichnet. Bei der urodynamischen Untersuchung tritt ein Harnverlust durch mangelhaften

Druckanstieg in der Harnröhre bei der Druckerhöhung im Abdomen ohne Kontraktion des Blasenmuskels auf.

Der klinische Schweregrad der Stressinkontinenz wird nach Ingelman/Sundberg (1952) in drei Kategorien eingeteilt:

- Grad I = Harnverlust beim Husten, Niesen, Pressen und schwerem Heben
- Grad II = Harnverlust beim Gehen, Bewegen, Aufstehen
- Grad III = Harnverlust auch im Liegen.

Nach dem Urinverlust im PAD-Test (Windeltest) lassen sich vier Schweregrade der Inkontinenz nach den ICS-Kriterien einteilen:

- Grad I = bis 2 g Harnverlust
- Grad II = 2 bis 10 g Harnverlust
- Grad III = 10 bis 50 g Harnverlust
- Grad IV = über 50 g Harnverlust.

3.1.2 Urgeinkontinenz (Dranginkontinenz)

Bei der Drang- oder Urgeinkontinenz liegt ein unwillkürlicher Harnverlust vor, der objektiv nachweisbar ist und ein soziales und hygienisches Problem darstellt. Hier wird die Inkontinenz von einem imperativen Harndrang begleitet. Es lassen sich zwei verschiedene Formen, insbesondere durch die urodynamische Untersuchung, unterscheiden.

- Bei der sensorischen Dranginkontinenz liegt bei der urodynamischen Messung keine unwillkürliche Kontraktion der Detrusormuskulatur vor. Vielmehr findet sich ein früher erster Harndrang mit Einleitung des Wasserlassens bei verminderter Blasenkapazität.
- Bei der motorischen Dranginkontinenz tritt schon bei geringem Blasenfüllungsvolumen eine erhöhte Spannung der Blasenwandmuskulatur mit dadurch ausgelöstem ungewollten Urinverlust auf.

Als Ursache der Dranginkontinenz kommen Harnwegsinfektionen, interstitielle Zystitis, Radiozystitis und Chemozystitis, intravesikale Obstruktion, anatomische Anomalien, Fremdkörper, Steine, Tumoren oder psychogene Ursachen in Frage.

3.1.3 Reflexinkontinenz

Wenn die Pathologie der Detrusormuskulatur (überschießende Aktivität) durch neurogene Läsionen hervorgerufen wird, spricht man von einer Reflexinkontinenz. Ursache können zentrale, spinale und periphere Nervenläsionen sein. Eine Reflexinkontinenz tritt insbesondere auf, wenn die nervalen Strukturen der Willkürkontrolle der Harnspeicherung geschädigt sind.
Kommt es nur zu einer Detrusorhyperaktivität ohne Urinverlust, spricht man von einer Detrusorhyperreflexie.

3.1.4 Überlaufinkontinenz

Eine Überlaufinkontinenz liegt dann vor, wenn der Druck in der Harnblase den Druck in der Harnröhre wegen mechanischer Überfüllung der Harnblase übersteigt. Dies ist immer dann der Fall, wenn eine Behinderung des freien Harnabflusses vorliegt, z.B. bei Vergrößerung der Prostata (BPH), aber auch bei Harnröhrenverengungen oder funktionellen Störungen der Harnblasenentleerung.

3.1.5 Extraurethrale Inkontinenz

Bei der extraurethralen Inkontinenz liegt ein unwillkürlicher Harnverlust unter Umgehung des Harntraktes vor. Dies kann einmal bei angeborenen Anomalien aber auch bei urogenitalen Fisteln oder Verletzungen des Harntraktes auftreten.

4 Ursachen und Einflussfaktoren der Harninkontinenz

4.1 Prostatakarzinom

Das Prostatakarzinom ist nach dem Lungenkrebs der zweithäufigste bösartige Tumor der Männer. Er entsteht vor allen Dingen beim älteren Mann. Pro Jahr werden etwa 25 000 Erkrankungen in Deutschland diagnostiziert, bei ständig steigender Tendenz. Die Lebensweise in den industrialisierten Ländern (fettreiche und faserarme Ernährung) aber auch genetische Faktoren begünstigen seine Entstehung. Typische Frühsymptome gibt es nicht. Beim fortgeschrittenen Prostatatumor können Schmerzen aber auch Blutbeimengungen im Urin oder Sperma auftreten. Ischiasbeschwerden oder Knochenschmerzen deuten auf Knochenmetastasen hin.

4.1.1 Therapie des Prostatakarzinoms

Wenn durch die Untersuchungsverfahren (Abtasten der Prostata, PSA-Blutwert, Sonografie, Knochenszintigrafie, Computertomografie, Thorax-Röntgen) ein organbegrenzter Tumor festgestellt wurde, wird die Prostata meistens durch eine Radikaloperation über einen Schnitt von Unterbauch oder Damm her, komplett einschließlich der Samenblasen entfernt. Bei der Operation über den Unterbauchschnitt wird gleichzeitig ein Teil der Lymphknoten entfernt, um eine Streuung in diese Lymphknoten auszuschließen bzw. nachzuweisen. Anschließend wird die Harnblase zum äußeren Schließmuskel heruntergezogen und durch Nähte mit

4.1 Prostatakarzinom

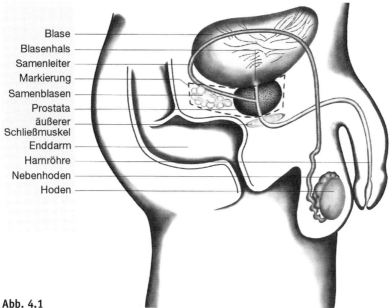

Abb. 4.1
Zustand vor der radikalen Prostatektomie mit Markierung des Operationsgebietes.
(Die Abb. 4.1 und 4.2 wurden dem Leitfaden „Die Radikaloperation der Prostata beim Prostatakarzinom" von Hertle, Pühse und Roth entnommen.)

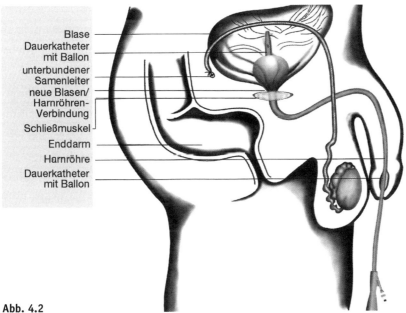

Abb. 4.2
Zustand nach der radikalen Prostatektomie mit liegendem Dauerkatheter.

diesem verbunden. Der Musculus sphincter vesicae internus wird bei dieser Operationstechnik in der Regel mitentfernt (s. Abb. 4.1 und 4.2).

Patienten, die auf Grund eines schlechten Allgemeinzustandes die Operation nicht erhalten oder eine Operation ablehnen, können alternativ von außen bestrahlt werden bzw. erhalten eine so genannte interstitielle Strahlenbehandlung, bei der Strahlenquellen über dünne Hohlnadeln eingebracht werden und entweder zeitweise oder auf Dauer in der Prostata verbleiben. Die Dauer-Strahlenquellen verlieren ihre Strahlenwirkung nach einer gewissen Zeit, wenn auch die Prostatazellen abgestorben sind. Die von außen durchgeführten strahlentherapeutischen Methoden haben sich in den letzten Jahren verbessert. Aufwendige Apparaturen können hohe Strahlendosen in das Zielgebiet bringen. Je größer das zu bestrahlende Gebiet gewählt werden muss, desto höher ist die Komplikationsrate. Häufig wird die Strahlentherapie auch als Zusatzmaßnahme nach einer radikalen Prostatektomie eingesetzt, wenn vermutet wird, dass Krebszellen in der Nähe des Operationsgebietes im Körper verblieben sind. Die Situation der Gewebe nach der Bestrahlung ist mit der nach einer Verbrennung vergleichbar.

Eine Hormonbehandlung durch Hodenentfernung, Depot-Spritzen alle ein bis drei Monate und/oder Tabletten ist dann erforderlich, wenn der Tumor bereits fortgeschritten ist. Das Wachstum der Prostatazellen ist von der Stimulation durch männliche Sexualhormone abhängig. Durch ihre Ausschaltung kann das Krebswachstum gestoppt oder gehemmt werden. Im günstigsten Fall verkümmern die Krebszellen. Die Hormonbehandlung wird dann eingesetzt, wenn bei fortgeschrittenem Tumorstadium eine Heilung durch Bestrahlung und Operation alleine nicht möglich ist. Oft wird sie auch verzögert oder zusätzlich zur Operation oder Bestrahlung eingesetzt, wenn ein Fortschreiten des Tumors erkennbar ist.

Da Prostatazellen im Vergleich zu anderen Krebszellen langsam wachsen, gehört die Chemotherapie nicht zu den Standardtherapieverfahren. In Einzelfällen kann sie dennoch angezeigt sein.

4.1.2 Harninkontinenz nach radikaler Prostataentfernung

Zwischen 60 und 90% der Patienten sind zunächst nach der Prostataentfernung und der Entfernung des Dauerkatheters inkontinent. Diese Inkontinenz hält zwischen einigen Wochen bis zu einem Jahr an. Zu einer bleibenden Harninkontinenz kommt es bei 5 bis 10% der operierten Patienten.

4.2 Harnblasenkarzinom

Pro Jahr erkranken etwa 12500 Männer in Deutschland an einem Harnblasenkarzinom. Auch dieser Tumor tritt vor allen Dingen im höheren Lebensalter auf, vor dem 40. Lebensjahr ist er eher selten. Man unterscheidet oberflächliche, auf die Harnblasenschleimhaut beschränkte Tumoren und Tumoren, die in die tieferen Wandschichten der Harnblase oder in die Umgebung gewachsen sind. Bei diesen letztgenannten fortgeschrittenen Tumorstadien ist eine komplette Entfernung der Harnblase erforderlich. Diese kann durch einen künstlichen Urinausgang (Ileumkonduit) ersetzt werden. Häufiger wird auch eine aus Darm gebildete so genannte Ersatzblase (Neoblase) gebildet und mit dem äußeren Schließmuskel und der Harnröhre verbunden, sodass die Miktion auf natürlichem Wege erfolgen kann. Die Patienten sind direkt nach dem Eingriff in einem hohen Prozentsatz der Fälle inkontinent. Der Mechanismus der Harninkontinenz ist ähnlich wie bei Patienten nach radikaler Prostataentfernung zu sehen.

4.3 Apoplex

Noch immer ist der Schlaganfall eine der häufigsten Erkrankungen in den Industrienationen. Die Harninkontinenz ist dabei ein wichtiger Hinweis auf die Rehabilitationsfähigkeit der Patienten, da inkontinente Patienten häufiger Restsymptome zurückbehalten. Bei frischem Apoplex finden sich bei über der Hälfte der Patienten Blasenfunktionsstörungen, wobei sich die Häufigkeit je nach betroffenem Hirngebiet unterscheidet. Nach Abklärung der Inkontinenz bei Apoplex findet sich meistens eine Detrusorhyperreflexie und eine kleine funktionelle Blase mit resultierender Inkontinenz.

4.4 Multiple Sklerose

Etwa 54 bis 80% der Patienten mit multipler Sklerose haben in wechselnder Intensität und Ausprägung im Gesamtverlauf ihrer Erkrankung eine Harnblasenentleerungsstörung. In etwa 9% der Fälle sind Harnblasenfunktionsstörungen sogar das Erstsymptom der multiplen Sklerose. Durch den Markscheidenzerfall in allen Teilen des Nervensystems kommt es zu Ausfällen von Hirnnerven und dadurch zu Störungen der motorischen und sensiblen Funktionen.

4.5 Parkinson-Syndrom

Bei dieser Erkrankung kommt es durch einen Zellverlust in der Substantia nigra zu einem Dopaminmangel. Der resultierende mangelnde inhibitorische Effekt der Basalganglien auf den Miktionsreflex führt zu einer ungehemmten neurogenen Blase, die sich urodynamisch als eine Detrusorhyperreflexie darstellt und bei 45 bis 98% der Patienten gefunden wird. Parallel wird urodynamisch eine verminderte Blasendehnbarkeit im Sinne einer Low-compliance-Blase beobachtet.

4.6 Demenz

Bei Patienten mit einer Demenz ist im mittleren Stadium bei bis zu 60% und bei schwerer Demenz bei bis zu 100% eine Harninkontinenz zu beobachten. Hierbei tritt insbesondere eine Abschwächung der hemmenden zerebralen Regelkreise auf. Somit steht bei Demenz eine Dranginkontinenz im Vordergrund.

4.7 Diabetes mellitus

Die Häufigkeit von Blasenfunktionsstörungen bei Zuckerpatienten liegt zwischen 20 und 85%. Ältere Diabetespatienten im Akutkrankenhaus haben zu 25% eine Harninkontinenz. Ursache ist die Degeneration von Nervenfasern durch die Zuckererkrankung. Neben der Verschlechterung der Harnblasenentleerung gibt es immer wieder hyperreflexive Formen der Harnblasenentleerungsstörung mit motorischer Dranginkontinenz, die durch imperativen Harndrang, Pollakisurie und Nykturie gekennzeichnet ist.

4.8 Depression

Bei depressiven Patienten wurde gelegentlich ein imperativer Harndrang bis hin zur Dranginkontinenz beobachtet. Deshalb sollte bei Patienten mit Dranginkontinenz unklarer Genese immer auch eine Depression ausgeschlossen werden.

4.9 Harnwegsinfektionen

Von den ca. zwei Dutzend Erregern von Harnwegsinfektionen sind einige in der Lage, sympathikolytische Toxine zu bilden, die eine Schwächung der Sphinktermuskulatur herbeiführen können. Außerdem ruft die Entzündungsreaktion der Harnblasenwand häufig eine Instabilität des Detrusors hervor. Deshalb stellen Harnwegsinfektionen eine Inkontinenzbeschwerden verstärkende oder zum Teil sogar allein auslösende Ursache (Dranginkontinenz) dar.

4.10 Schmerzen

Stark ausgeprägte Schmerzen ziehen fast die gesamte Aufmerksamkeit des betroffenen Patienten auf sich. Dadurch wird auch die Kontrolle der Harnblasenfunktion beeinträchtigt, besonders wenn hier bereits Probleme vorliegen. Außerdem ist ein Patient mit starker Schmerzsymptomatik nicht in der Lage, die physiotherapeutischen Übungen des Kontinenztrainings oder auch andere Übungen durch zu führen (s. Kap. 12).

4.11 Medikamente

Eine ganze Reihe von Medikamenten kann eine bereits bestehende Inkontinenz verschlimmern. Diese unerwünschte Nebenwirkung ist auf dem Beipackzettel in der Regel nicht angegeben. Da viele der inkontinenten Männer auf Grund diverser Erkrankungen diese Medikamente einnehmen, möchten wir hier einen kurzen Hinweis geben.

▷ Blutdrucksenkende Medikamente können eine Erhöhung der Detrusorkontraktilität und eine Verminderung des Tonus des quergestreiften Sphinkters zur Folge haben, Calciumantagonisten können den Tonus der glatten Muskulatur des Sphinkters senken.
▷ Antidepressiva, Neuroleptika, Hypnotika und andere Psychopharmaka können zu einer Relaxation der glatten Sphinktermuskulatur führen.
▷ Diuretika bedingen durch die erfolgende verstärkte Diurese einen erhöhten Urinverlust.

Ergänzend sei noch erwähnt, dass der Genuss von Alkohol neben einer Sedierung, eine Relaxierung der glatten Muskulatur und eine gesteigerte Diurese zur Folge hat (Höfner 2000).

5 Medikamentöse Therapie bei Harninkontinenz

5.1 Medikamente zur Therapie der Urgeinkontinenz

Bei einer Dranginkontinenz kann die Überaktivität der Harnblase durch Medikamente unterdrückt werden, sodass starker Harndrang und ungewollter Urinverlust nachlassen oder verschwinden. Da die Kontraktion der glatten Muskelzellen des Detrusors durch den Neurotransmitter Acetylcholin vermittelt wird, stellen so genannte Anticholinergika die größte Medikamentengruppe bei dieser Erkrankung dar. Hierzu gehören mit nachgewiesener Wirksamkeit z.B. Trospiumchlorid und Tolterodin. Es gibt auch Medikamente mit gemischter Wirkung sowohl an Nerven als auch an der Muskulatur. Hierzu gehören bei den wirksamen Medikamenten Oxybutinin, Propiverin und Flavoxat. Außerdem sind Antidepressiva (Imipramin) und Vasopressinanaloga (Desmopressin) erfolgreich eingesetzt worden.

5.2 Medikamente zur Therapie der Stressinkontinenz

Im Rahmen der Stressharninkontinenz gibt es eine Gruppe von Patienten, die einen zu geringen intraurethralen Druck aufweisen, sodass dieser möglicherweise durch Medikation erhöht werden kann. Bei Männern ist natürlich die Gabe von

Östrogenen nicht sinnvoll, die bei der Frau eine Funktionsstörung der Urethraschleimhaut verringern kann. Insofern besteht hier beim Mann nur die Möglichkeit der Therapie mit Alphaadrenergika (Ephedrin, Pseudoephedrin, Midodrin). Die entsprechenden Studien wurden allerdings alle an Frauen durchgeführt. Ein Erfolg ist auch hier nur bei einer geringgradigen Stressinkontinenz zu erwarten. Außerdem belasten Nebenwirkungen wie Hypertonie, Tachykardie, Arrhythmie, Schlafstörungen, Kopfschmerzen und Tremor den Einsatz dieser Substanzen. Antidepressiva können neben der Wirkung auf die Detrusormuskulatur (s. Kap. 5.5) auch den Tonus des Harnröhrenschließmuskels erhöhen.

5.3 Antibiotika

Wenn, wie oben erwähnt, Harnwegsinfektionen durch die Toxinbildung der Bakterien eine Harninkontinenz verstärken oder hervorrufen können, empfiehlt sich die testentsprechende antibiotische Behandlung über einen ausreichenden Zeitraum (beim Mann mindestens 5 bis 7 Tage) zum sicheren Abtöten der Erreger.

5.4 Schmerzmittel

Da bei ausgeprägter Schmerzsymptomatik (im standardisierten Schmerzmessprotokoll von 0 bis 10 mehr als 4 bis 5 im Durchschnitt) ein gerichtetes Kontinenztraining und auch der Einsatz von Hilfsmitteln wie Biofeedback und Elektrostimulation nicht möglich sind, sollte hier eine intensive Schmerztherapie erfolgen, falls keine zu beseitigende Ursache der Schmerzen gefunden wurde. Hierzu sollte nach dem WHO-Stufenschema vorgegangen werden. Das heißt, es wird zunächst mit so genannten peripher wirkenden Schmerzmitteln (z.B. Acetylsalicylsäure, Diclofenac, Ibuprofen, Metamizol, Paracetamol) versucht, den Schmerz ausreichend zu verringern. Gelingt dies nicht, sollten mittelstarke Opioide (z.B. Tramadol) hinzugefügt werden. Diese sollten vorzugsweise in einer retardierten Form eingesetzt werden, damit ein kontinuierlicher Spiegel über den ganzen Tag entsteht und die Medikamente nur zweimal am Tag verabreicht werden müssen. Falls auch diese Kombination nicht zur ausreichenden Schmerzreduktion führt, ist eine Scheu vor stark wirkenden Opioiden nicht gerechtfertigt. Seit 1 1/2 Jahren sind diese auch zur Behandlung von gutartigen Erkrankungen zugelassen. Auch hier sollten Tabletten in retardierter Form oder Schmerzpflaster eingesetzt werden.

5.5 Antidepressiva

Wegen der in Kapitel 4 genannten Gründe ist eine medikamentöse Therapie bei einer eventuell vorliegenden Depression im Zusammenhang mit einer Harninkontinenz sinnvoll und wichtig. Auch führen einige antidepressive Medikamente zur Verbesserung der Aktivität bei hyperaktiven Harnblasen. Dabei liegt eine Kombination aus zentralnervösen, direkt muskelrelaxierenden, anticholinergen und möglicherweise auch alphaadrenergen Effekten vor. Besonders viele Erfahrungen liegen mit Imipramin bei der Stress- und Urgeinkontinenz vor. Das Antidepressivum Amitryptillin hat einen dämpfenden Effekt bei Schmerzen in der Harnblase, wie sie z.B. besonders ausgeprägt bei der interstitiellen Zystitis auftreten.

6 Die Übungen des Kontinenztrainings

Es stellt sich zunächst die Frage, warum nicht die Übungen, die für die Behandlung der Inkontinenz der Frau entwickelt worden sind, auch bei Männern durchgeführt werden können. Dies ist natürlich prinzipiell möglich. Die Inkontinenz des Mannes wird jedoch nicht durch eine Schwäche der Beckenbodenmuskulatur oder gar eine Absenkung der Organe im Unterleib verursacht. Wie bereits im Kapitel 2 beschrieben, ist der externe Harnröhrenschließmuskel durch eine bindegewebige Zone von der eigentlichen Beckenbodenmuskulatur getrennt und existiert als ein einzelner Muskel, der auch über eine individuelle Innervation verfügt. Ist die Ursache der Inkontinenz ein Funktionsdefizit dieses Muskels, sollte er möglichst gezielt therapiert werden.

Im Rahmen einer von uns in der ersten Hälfte des Jahres 2000 in der Klinik Wildetal durchgeführten Studie (Ide et al. 2002) konnte gezeigt werden, dass keine Korrelation zwischen dem Schweregrad der Inkontinenz des Mannes und der mit Hilfe von Analsensoren durchgeführten EMG-Ableitung der Beckenbodenmuskulatur besteht. Im Rahmen dieser Untersuchung wurden die EMG-Werte von 50 schwer inkontinenten Männern mit dem Schweregrad des ungewollten Urinverlusts in Beziehung gesetzt. Die zu erwartende Korrelation der Höhe der EMG-Ableitung mit den Symptomen konnte nicht beobachtet werden. Der Grund hierfür ist, dass eine mit der Hilfe von Analsensoren durchgeführte EMG-Ableitung die Muskeln am stärksten wiedergeben muss, die am dichtesten an dem Sensor liegen und über die größte Muskelmasse verfügen. Betrachten wir die anatomischen Verhältnisse beim Mann unter diesem Gesichtspunkt, wird klar, dass die mit der Hilfe von Analsensoren durchgeführte Ableitung im Wesentlichen die Potentiale des Afterschließmuskels, des Musculus levator ani und der übrigen anliegenden Beckenbodenmuskulatur zeigen muss. Das Potential des kleinen externen Sphinkters der Harnröhre geht in der Gesamtableitung unter und beeinflusst sie nur gering. Da die Inkontinenz des Mannes nicht durch eine Schwäche der Beckenbodenmuskulatur verursacht wird, zeigte sich in dieser Studie keine Korrelation zwischen dem Schweregrad des ungewollten Harnabgangs und der EMG-Ableitung. Die Abbildung 6.1 zeigt die Korrelation zwischen dem Vorlagenverbrauch und der EMG-Ableitung während der ersten Messung, die Abbildung 6.2 zeigt die Verhältnisse während der abschließenden dritten Messung. Zwischen der ersten und letzten Messung sind im Durchschnitt 12 Tage vergangen, in denen die Patienten mit unserem Kontinenztraining unter Zuhilfenahme eines Biofeedback-Gerätes behandelt wurden.

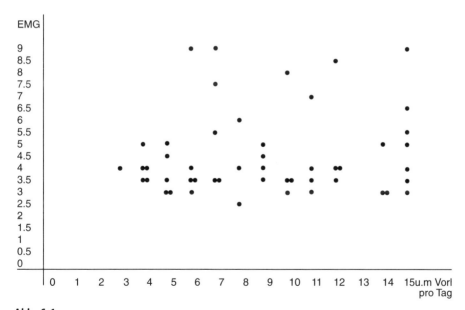

Abb. 6.1
Die Abbildung zeigt das Verhältnis von EMG-Ableitung und Vorlagenverbrauch von 50 Patienten nach radikaler Prostatektomie während der ersten Messung. Der Wert 0 der EMG-Ableitung entspricht 30 Mikrovolt. Dies ist die unempfindlichste Einstellung des Gerätes. Die 9 stellt die semiquantitativ leichteste Stufe dar.

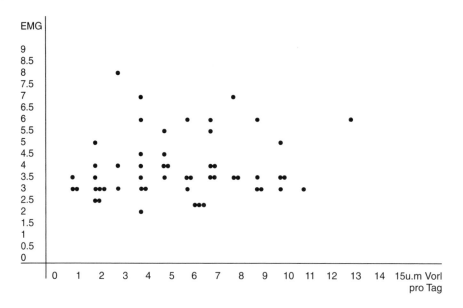

Abb. 6.2
Die Abbildung zeigt die Verhältnisse während der letzten Messung. Zwischen den beiden Messungen (Abb. 6.1 und 6.2) sind im Durchschnitt 12 (7-19) Tage vergangen. Der Vorlagenverbrauch der Patienten verminderte sich in dieser Zeit um 41%.

Ein weiterer Hinweis, der zu der Annahme berechtigt, dass die Inkontinenz des Mannes nicht in einem Funktionsdefizit der eigentlichen Beckenbodenmuskulatur begründet sein kann, ist die Tatsache, dass Patienten, bei denen eine retropubische Prostatektomie durchgeführt wurde und daher keine operationsbedingte Verletzung der Beckenbodenmuskulatur auftrat, keinen geringeren Urinverlust aufweisen, als Patienten nach perinealer Prostatektomie. Bei einem perinealen Zugang wird die Beckenbodenmuskulatur durchtrennt und während der Operation mit Haken auseinandergehalten. Würde die Inkontinenz des Mannes durch ein Funktionsdefizit der eigentlichen Beckenbodenmuskulatur ausgelöst, müssten Patienten nach einer perinealen Prostatektomie einen größeren Urinverlust zu verzeichnen haben als Patienten nach einer retropubischen Prostatektomie.

Es stellt sich bezüglich der Durchführung der Therapie die Frage, ob der Musculus sphincter urethrae externus wirklich immer mit anspannt, wenn wir die eigentliche

Beckenbodenmuskulatur anspannen. Um diese Frage zu beantworten, ist die Beobachtung der Arbeitsweise dieser Muskeln im täglichen Leben unserer Meinung nach aussagekräftiger als komplizierte Versuche, wie etwa die Aufzeichnung der EMG-Potentiale der verschiedenen Anteile der Beckenbodenmuskulatur.

Im täglichen Leben können wir sowohl Situationen beobachten, in denen die Schließmuskulatur und die Beckenbodenmuskulatur komplex, im Sinne einer Massenkontraktion anspannen (Urin dringend einhalten) als auch Situationen, in denen die Schließmuskeln für die Harnröhre und für den Darm differenziert und unabhängig voneinander arbeiten (Flatulenz). Dem Menschen ist es auch möglich, die Beckenbodenmuskulatur anzuspannen, ohne dass der Schließmuskel der Harnröhre mit anspannt. Letzteres beobachten wir, wenn am Ende der Miktion der letzte Rest des Urins durch eine Kontraktion der Bauch- und Beckenbodenmuskulatur ausgepresst wird: In dem Moment, in dem wir anspannen, geht der Urin ab. Dies ist nur bei entspanntem Schließmuskel möglich!

Aus dem bisher Dargestellten wird klar, dass es nicht ausreicht, mit den Übungen lediglich die eigentliche Beckenbodenmuskulatur zu trainieren. Der Fokus der Therapie muss vielmehr auf dem Musculus sphincter urethrae externus liegen, wenn die Inkontinenz des Patienten durch ein Funktionsdefizit dieses Muskels ausgelöst wird. Sind die Blase oder das Nervensystem die Ursache der Inkontinenz, muss der Schwerpunkt der Behandlung auf diesen Organen und Geweben oder dem Verhalten des Patienten liegen.

Damit der Schließmuskel der Harnröhre während der Übungen auch wirklich kontrahiert, ist es während jeder Anspannung unbedingt notwendig, dass der Patient sich vorstellt, den Urin einhalten zu müssen oder den Urinstrahl unterbrechen zu wollen.

Unter dieser Voraussetzung können einige, aus dem Bereich der Beckenbodengymnastik für Frauen bekannte Übungen auch für die Behandlung der männlichen Inkontinenz eingesetzt werden. Die geeigneten Übungen werden im Folgenden dargestellt und durch spezielle Übungen ergänzt.

Bevor wir mit den eigentlichen Übungen beginnen, sollten wir uns prinzipiell vor Augen halten, dass wir nicht einen Schließmuskel oder eine Blase therapieren, sondern einen Menschen. Die affektiven, kognitiven und sozio-emotionalen Kompo-

Kapitel 6 — Die Übungen des Kontinenztrainings

nenten der Behandlung sind daher von entscheidender Wichtigkeit für den Therapieerfolg.

Vor dem Beginn der eigentlichen Übungstherapie sollte der Patient über die Anatomie, die Physiologie und die Pathophysiologie des unteren Harntraktes informiert werden. Es ist für den Patienten hilfreich, wenn ihm die Lage und die Funktion des Schließmuskels vor den in diesem Kapitel beschriebenen Tests anhand von Schautafeln verdeutlicht wird. Im Rahmen eines kognitiv sozio-emotionalen Lernziels müssen auch der Aufbau und die Wirkungsweise des Kontinenztrainings und der begleitenden Maßnahmen erläutert werden.

Jede Therapie beginnt mit der Frage nach den Zielen des Patienten. Im Bereich der Inkontinenzbehandlung ist dies sicherlich immer „vollkommen trocken" zu werden. Um dieses Ziel zu erreichen, ist es neben der Durchführung der Übungen auch notwendig, das Wahrnehmen und Erleben des Patienten zu respektieren und daran anzuknüpfen. Die wesentlichen Merkmale einer gleichberechtigten Kommunikation zwischen Therapeut und Patient sind Echtheit, Wertschätzung des Gegenübers und das Hineinversetzen in die Lage des Betroffenen. Diese Kommunikationsform ist der Schlüssel zur individuellen Wirklichkeit des Patienten. Der Patient kann hierdurch angeregt werden, Eigeninitiative zu entwickeln und selbstverantwortlich auf Grund erlernter Zusammenhänge zu handeln. Autonome Menschen verändern ihr Verhalten nach den eigenen Vorstellungen und können dadurch aktiv am Genesungsprozess beteiligt sein (Görlich und Mayer 2001).

Um die Übungen später im Rahmen der Therapiekonzepte für die einzelnen Inkontinenzformen einordnen zu können, werden sie mit Buchstaben und Zahlen versehen:

▷ Die Abkürzungen W1 bis W5 stehen für die Übungen, die zum Ziel haben, den Schließmuskel gut wahrnehmen zu lernen.
▷ Die Abkürzungen ST1 bis ST4 bezeichnen die Übungen des sensomotorischen Trainings.
▷ D1 ist die Bezeichnung für eine Übung zur Steigerung der Durchblutung.
▷ Mit KT1 bis KT3 werden die Übungen des Krafttrainings benannt.
▷ Die Abkürzung ATL1 bis ATL5 steht für Übungen, durch die das Erlernte in die Situation des täglichen Lebens übertragen wird.
▷ N1 ist eine spezielle Übung für Patienten nach Anlage einer Neoblase.

6.1 Das Wahrnehmen des Schließmuskels

Bevor wir mit dem Training des Schließmuskels beginnen können, muss der Patient lernen, ihn im Körper aufzufinden und zu spüren. Hierfür gibt es Manöver, die der Patient, bevor er mit den eigentlichen Übungen beginnt, durchführen sollte.

W1: Das Unterbrechen des Urinstrahls

Der Patient wartet, bis sich die Blase gefüllt hat und geht dann zur Toilette, um die Blase zu entleeren. Wenn er das Gefühl hat, dass die Blase etwa zur Hälfte entleert ist, versucht er, den Urinstrahl zu unterbrechen. Während der Patient dies tut, soll er Folgendes beobachten:
▷ Wo im Körper spüre ich einen Muskel arbeiten, wenn ich den Urinstrahl unterbreche?
▷ Was muss ich denken, damit der Urinstrahl unterbrochen wird?

Gelingt es, den Urinstrahl zu unterbrechen, können wir sicher sein, dass der bewusst zu steuernde Anteil des externen Schließmuskels der Harnröhre gearbeitet hat, da kein anderer Muskel im Körper dies leisten kann.

Es handelt sich hier jedoch nur um ein Manöver, mit dem Ziel, den Schließmuskel im Körper zu erspüren und nicht um eine Übung, die längere Zeit durchgeführt werden soll. Wir empfehlen, diesen Test nur gezielt einzusetzen, denn zum Einen ist es unnormal, den Urinstrahl zu unterbrechen, und unnormales Verhalten sollte nicht antrainiert werden. Zum Anderen zieht sich die Blase beim Austreiben des Urins aktiv zusammen. Wenn der Patient den Urinstrahl stoppt, behindert er die Blase in ihrer Aktivität. Tut er dies ständig, kann er den Blasenmechanismus durcheinander bringen.

W2: Das Aufrichten aus der Rückenlage

Bei einigen Patienten arbeitet die Schließmuskulatur direkt nach einer Operation nur ganz eingeschränkt, sodass am Tag keine Blasenfüllung verzeichnet wird und der oben angeführte Test daher in der beschriebenen Form nicht durchgeführt werden kann. Um die Funktion des Musculus sphincter urethrae transversostriatus trotzdem zu überprüfen und dem Patienten das Erfühlen der Kontraktion des Muskels zu ermöglichen, muss das Manöver W1 abgewandelt werden.

Im Allgemeinen bessert sich die Blasenfüllung der schwer inkontinenten Patienten zuerst im Liegen. Dies ist auch logisch, da in der aufrechten Position die Erdanziehungskraft oder der hydrostatische Druck den Urin durch den Schließmuskel pressen, während der Druck im Liegen in Richtung der Blasenwand ausgeübt wird. Ein weiterer Faktor ist, dass Bewegungen wie das Gehen und das Aufstehen vom Stuhl kurz nach der Operation nicht ohne Urinverlust durchgeführt werden können und auch aus diesem Grund häufig keine nennenswerte Blasenfüllung verzeichnet werden kann. Sollte der unter W1 beschriebene Test von dem Patienten noch nicht durchzuführen sein, legt er sich eine Zeit hin, bis sich die Blase gefüllt hat. Eventuell kann er dem Schließmuskel seine Arbeit noch zusätzlich erleichtern, indem er das Gesäß bei angestellten Beinen mit einem Handtuch oder einem Keilkissen unterlagert.

Hat sich die Blase gefüllt, wird das erste Problem bereits darin bestehen, aus der Rückenlage in die aufrechte Position zu kommen, ohne dass der Urin sofort herausläuft. Dies geht am leichtesten, wenn der Patient sich zunächst auf die Seite, relativ nahe an der Bettkante legt. Er spannt den Schließmuskel an, um das Herauslaufen des Urins zu unterbinden und drückt sich in dem Moment, in dem er die Beine aus dem Bett herausnimmt, seitlich mit den Armen hoch. Kann er das Herauslaufen des Urins wenigstens einige Sekunden zurückhalten, hat für diese kurze Zeit der willkürlich zu steuernde Anteil des Schließmuskels gearbeitet.

Der Patient beobachtet, wie unter W1 beschrieben, welcher Muskel im Körper anspannt, um den Urin zurückzuhalten.

W3: Erinnerung

Sollte es dem Patienten unmöglich sein, die oben beschriebenen Tests W1 und W2 durchzuführen, versucht der Patient, sich an eine Situation in der Vergangenheit zu erinnern, in der er den Urin lange einhalten musste. Dies kann während eines Staus auf der Autobahn, einer Busfahrt oder ähnlichen Situationen der Fall gewesen sein. Der Patient soll versuchen, sich zu erinnern, wie er diese Situation durch das Anspannen des Schließmuskels und der Beckenbodenmuskulatur unter Kontrolle gebracht hat.

6.1 Das Wahrnehmen des Schließmuskels

W4: Tasten der Spannung der Beckenbodenmuskulatur

Den Schließmuskel der Harnröhre können wir leider von außen nicht ertasten. Er ist von der Haut über der Beckenbodenmuskulatur etwa fünf Zentimeter entfernt. Die Anspannung des Schließmuskels führt ab einer gewissen Stärke zu einer begleitenden Kontraktion der Beckenbodenmuskulatur, weshalb es trotzdem sinnvoll ist, den im Folgenden beschriebenen Test zur Ergänzung der bereits beschriebenen Manöver durchzuführen.

Muskeln, die entspannt sind, fühlen sich weich an. Im Fall der Beckenbodenmuskulatur hat man das Gefühl, als würde man auf ein großes Trampolin drücken. Werden Muskeln angespannt, werden sie deutlich härter, und man kann den Spannungsaufbau mit den Fingern spüren. Dies ist auch bei der Beckenbodenmuskulatur der Fall. Diese Muskulatur bildet jedoch keinen Muskelbauch, wie wir es von den Extremitätenmuskeln kennen, sodass das Palpieren der Anspannung etwas schwieriger ist.

Um die Kontraktion der Muskulatur zu überprüfen, legen zunächst der Therapeut und später der Patient selbst, die Finger der Hand in den Bereich des Centrum tendineum. Der Patient spannt die Beckenbodenmuskulatur mehrmals hintereinander an, indem er sich vorstellt, dass er den Urin dringend einhalten muss. Der Therapeut und später auch der Patient versuchen, den Spannungsaufbau und die veränderte Härte der Muskulatur mit den Fingern zu spüren. Natürlich darf hierbei nicht tief in das Becken gedrückt werden, da der Druck bei Patienten nach radikaler Prostatektomie genau in die Richtung des Operationsbereichs geht. Dieser Test zeigt, ob der Patient seine Beckenbodenmuskulatur willentlich anspannen kann. Er informiert jedoch nicht über die Funktionsfähigkeit des Harnröhrenschließmuskels. Stellen wir uns zur Verdeutlichung dieses Sachverhalts vor, dass der kleine Nervenast, der zum Musculus sphincter urethrae externus führt, durchtrennt worden ist, aber nicht die Nervenäste, die die übrige Beckenbodenmuskulatur innervieren. Während des beschriebenen Tests wird sich in diesem Fall die Beckenbodenmuskulatur kontrahieren, aber nicht der Harnröhrenschließmuskel. Da der Schließmuskel etwa fünf Zentimeter tief im Körper liegt, ist es nicht möglich, dies mit dem beschriebenen Test zu palpieren.

Kapitel 6 — Die Übungen des Kontinenztrainings

W5: Unterscheiden von anderen Muskeln

Ziel dieser Übungen ist, dass der Patient lernt, die Anspannung des Schließmuskels von der Kontraktion anderer Muskeln zu unterscheiden. Um den Schließmuskel gut im Körper spüren zu können, ist es nötig, die anderen Muskeln des Körpers möglichst locker zu lassen. Alle Muskelaktivitäten werden zum Gehirn gemeldet. Je größer der Muskel ist, umso intensiver ist die Signalmeldung zum Gehirn. Daher müssen die Afferenzen der großen Muskeln, wie etwa der Gesäßmuskulatur, die ohnehin schon schwer zu registrierenden Signale des Schließmuskels überdecken und maskieren. Hierdurch wird es dem Patienten erschwert, seinen Schließmuskel differenziert wahrzunehmen. Er soll daher bei allen Übungen versuchen, die anderen Muskeln des Körpers, soweit es geht, locker zu lassen.

Weiterhin besteht die Gefahr, dass der Patient irrtümlich die Anspannung der Gesäß-, Adduktoren- oder Bauchmuskulatur für eine Kontraktion des Schließmuskels hält. Um den Unterschied zu spüren und den Schließmuskel von anderen Muskelgruppen unterscheiden zu lernen, führt er die folgenden Übungen aus:

W5.1

Der Patient legt sich mit ausgestreckten Beinen auf den Rücken, platziert die Innenflächen beider Hände von unten auf das Gesäß und spannt nun die Glutealmuskulatur mehrmals hintereinander fest an. Er fühlt, wie sich beim Anspannen dieser Muskeln ihre Form verändert.

Der Patient versucht anschließend in der gleichen Position, die Schließmuskulatur der Harnröhre anzuspannen, indem er sich vorstellt, dass er den Urin einhalten will. Er soll jetzt die Gesäßmuskulatur locker lassen. Der Therapeut und der Patient kontrollieren mit den Händen, dass die Gesäßmuskulatur nicht mit anspannt.

Der Patient konzentriert sich darauf, die Kontraktion seines Schließmuskels zu erspüren.

W5.2

Nun versucht der Patient, abwechselnd einmal die Gesäßmuskulatur anzuspannen, ohne den Schließmuskel mit anzuspannen, und beim anderen Mal, die Schließmuskulatur ohne die Gesäßmuskulatur anzuspannen. Der Patient konzentriert sich auf das Wahrnehmen des Unterschieds.

W5.3

In gleicher Weise kann die Übung mit der Adduktorenmuskulatur oder anderen Muskeln durchführt werden.

Es ist weiterhin nötig, dass der Patient lernt, die Anspannung des Schließmuskels von der Kontraktion der Bauchmuskulatur zu unterscheiden und unabhängig von der Atmung durchzuführen. Diese beiden Fertigkeiten können gut zusammen geübt werden.

Am Anfang kann es für den Patienten leichter sein, die Anspannung des Schließmuskels mit der Ausatmung zu kombinieren. Wir versuchen, dieses Phänomen nicht durch zusätzliches Üben zu verstärken.

> **Merke**
>
> Die Überlegung, dass das Zwerchfell beim Ausatmen einen Sogeffekt auf die Beckenbodenmuskulatur ausübt, ist richtig, aber nur für die Therapie der inkontinenten Frauen interessant, da es sich bei der Inkontinenz des Mannes nach radikaler Prostatektomie nicht um eine Pathologie der eigentlichen Beckenbodenmuskulatur handelt, sondern um ein diffiziles Sphinkterproblem.

Es besteht die Gefahr, dass der Patient die bei der Ausatmung in der Regel parallel erfolgende Anspannung und Bewegung der Bauchmuskulatur fälschlicherweise für die Anspannung des Harnröhrenschließmuskels hält.

Bei den im Kapitel 6.5.1 beschriebenen Situationen mit intraabdomineller Druckerhöhung ist es natürlich hilfreich, die Anspannung des Sphinkters mit der Ausatmung zu kombinieren.

Ein weiterer Grund, die Kontraktion des Schließmuskels nicht ausschließlich in Kombination mit der Ausatmung zu üben, ist, dass der Patient im täglichen Leben seinen Harnröhrenschließmuskel beim Ein- und Ausatmen angespannt halten können muss. Es kann daher im Sinne einer Funktionsschulung nicht ausreichen, nur die Anspannung während der Ausatmung zu trainieren. Ein konstantes Anspannen des Schließmuskels bei ungestört ablaufender kontinuierlicher Atmung ist die Fertigkeit, die im täglichen Leben nötig ist. Das unabhängige Arbeiten von Schließmuskulatur, Bauchmuskulatur und Zwerchfell ist daher unser langfristiges Ziel.

Die folgende Übung dient dazu, ein differenziertes Gefühl für den Schließmuskel zu bekommen und den Muskel bei ruhig und kontinuierlich weiterfließender Atmung angespannt halten zu können.

W5.4

Der Therapeut legt seine Hand auf den Bauch des liegenden Patienten. Der Patient lenkt die Luft beim Einatmen in den Bauch, sodass sich die Hand in Richtung Decke hebt. Beim Ausatmen senkt sich der Bauch wieder. Dieses Atemmuster behält der Patient bei und versucht nun, gleichzeitig die Schließmuskulatur der Harnröhre anzuspannen, ohne dass die Bewegung der Bauchdecke behindert wird. Die Spannung des Sphinkters wird etwa 15 Sekunden gehalten. Diese Übung ist für den Anfänger recht schwer. Sie ist leichter durchzuführen, wenn der Schließmuskel mit wenig Kraft angespannt wird. Der Patient muss diese Übung wahrscheinlich mehrfach üben, bis sie gelingt.

Ergänzend sei erwähnt, dass die für die Behandlung der Inkontinenz der Frau sicherlich wichtige optische und palpatorische (vaginale oder anale) Beurteilung der Kraft, des Ruhetonus und der Funktionsfähigkeit der Beckenbodenmuskulatur für die Therapie der männlichen Inkontinenz keine wesentliche Bedeutung hat. Optisch kann bei der Frau beobachtet werden, ob die Beckenbodenmuskulatur beim Husten durch eine gleichzeitige Kontraktion nach innen eingezogen wird, oder ob sie durch den entstehenden intraabdominellen Druck bei mangelhafter Funktion nach außen vorgedrückt wird. Nach einer vaginalen oder analen Palpation kann die Kraft der Beckenbodenmuskulatur in fünf Stufen eingeteilt werden, ähnlich wie dies von den Muskelfunktionstests im Bereich der Extremitätenmuskulatur bekannt ist.

> **Merke**
>
> Der unfreiwillige Harnverlust des Mannes wird, wie bereits beschrieben, nicht durch eine Schwäche der Beckenbodenmuskulatur ausgelöst. Ein Rückschluss von der Kraft der Beckenbodenmuskulatur auf die Kraft und Funktionsfähigkeit des externen Harnröhrenschließmuskels ist nicht zulässig, sodass diese Tests keine wesentliche Aussagekraft im Blick auf die Inkontinenz des Mannes haben.

6.2 Sensomotorisches Training

Durch Operationen im Bereich des Kontinenzapparates wie der radikalen Prostatektomie hat sich die Situation im Körper grundlegend geändert. Das Gehirn muss lernen, mit dieser veränderten Situation zurechtzukommen, und es muss eine neue Bahnung von Steuerungsmechanismen stattfinden. Im Sport gehört zu jedem guten Training nicht nur die Steigerung der Kraft, sondern der Sportler muss auch lernen, diese Kraft differenziert anwenden zu können. So muss ein Fußballspieler beim Elfmeter nicht nur fest an den Ball treten, sondern ihn auch optimal treffen. Man kann sogar sagen, gut getroffen ist besser als fest getreten und daneben geschossen. Daher muss die Steuerung des Schließmuskels durch das zentrale Nervensystem verbessert werden. Um einen Eindruck von der Komplexität des Systems zu vermitteln, möchten wir einige wichtige Faktoren kurz erwähnen.

Unter dem Begriff Koordination versteht man das Zusammenwirken von Zentralnervensystem und Muskulatur innerhalb eines Bewegungsvollzugs. Alle Muskeln sind in der Großhirnrinde im Bereich des Gyrus praecentralis repräsentiert. Bewusst gesteuerte Bewegungen basieren auf einer Integration des motorischen und des sensorischen Systems. Das Kleinhirn und die Basalganglien erhalten sensorische Informationen und modulieren danach das zeitliche Zusammenwirken der Kontraktionen und die Richtung der Bewegungen. Die Bewegungsgeschwindigkeit wird besonders durch die Basalganglien gesteuert. Der Hirnstamm und motorische Kerne im Thalamus kontrollieren die Funktion von Kleinhirn und Basalganglien. Der motorische Teil der Großhirnrinde leitet Bewegungen durch die Planung der einzusetzenden motorischen Neurone ein. Der prämotorische Streifen des präfrontalen Kortex ist auf den Entwurf von Handlungen spezialisiert.

Schon der Gedanke an die bevorstehende Aktion bewirkt eine Mehrdurchblutung in diesem Bereich. Die Erregung der motorischen Zentren im Großhirn steigert die Impulse des Gammasystems und bereitet den Vorstartzustand vor. Hiermit geht eine Erhöhung des Muskeltonus mit einer Sensibilitätssteigerung von Mechano- und Propriozeptoren einher (Hollmann und Hettinger 2000).

Die Verbesserung der koordinativen Qualität durch Üben beruht vorwiegend auf einer Bahnung des spezifischen Bewegungsmusters. Die Irradiation wird auf das unbedingt notwendige Ausmaß beschränkt. Auch im Gehirn selbst können Veränderungen beobachtet werden. Bereits nach 15 Minuten Üben zeigen sich wesentlich reduzierte Aktivitätsmuster. Hinzu treten Adaptionserscheinungen der Synapsen und der motorischen Vorderhornzellen sowie eine Herabsetzung der synaptischen Verzögerungszeit. Man spricht in diesem Zusammenhang von Synapsen-Hypertrophie. Übungsbedingte Verbesserungen der koordinativen Qualität können weiterhin mit Veränderungen im Soma der Motoneurone und der Größe der Axone einhergehen. Bewegungen werden hierbei kodiert und in Gedächtnisengrammen deponiert, woran das Kleinhirn direkt beteiligt zu sein scheint (Hollmann und Hettinger 2000). Um diese Prozesse zu unterstützen, führen wir sensomotorische Übungen durch.

Einen möglichen Beweis für den Zusammenhang zwischen guter sensomotorischer Kontrolle und Verbesserung der Kontinenz liefert eine in Schweden durchgeführte Studie. In Rahmen der von Gunnarson et al. (1999) durchgeführten Untersuchung wurden Frauen, die ihre Inkontinenz durch Training verbessern konnten, mit denjenigen verglichen, die keinen Behandlungserfolg aufwiesen. Nachdem eventuelle Störungen der Nervenleitgeschwindigkeit auf Grund von Motoneuronen-Erkrankungen mittels elektrophysiologischer Untersuchungen ausgeschlossen worden waren, wurden am Schädel eine kortikale Magnetstimulation und gleichzeitig zirkumvaginal eine EMG-Ableitung durchgeführt. Die Ergebnisse zeigten mit hoher Signifikanz, dass diejenigen Frauen, deren Beckenbodenmuskulatur auf die kortikale Stimulation zuverlässiger und mit größerer Bewegungsamplitude ansprachen, auch diejenigen waren, die mit dem Trainingsprogramm gute Erfolge hatten. Die Autoren folgerten, dass der Erfolg der Übungstherapie von einer kortikal differenzierten Motoneuronenkontrolle abhängt. Die Motoneuronenkontrolle können wir durch sensomotorisches Training verbessern.

Während der Durchführung des sensomotorischen Trainings ist zu beachten, dass bis zu einer Wiederholungszahl von 20 bis 100 der Übungseffekt annähernd linear zunimmt. Übersteigt die Wiederholungszahl 150, nimmt der Übungseffekt ab. Ursache dürfte die eintretende zentrale Ermüdung sein, welche die Koordination beeinträchtigt und keine optimale Bewegung mehr gewährleistet. Es werden mehr und mehr Hilfsmuskeln eingesetzt (Hollmann und Hettinger 2000).

Mit dem Schließmuskel können jedoch keine koordinativ anspruchsvollen Bewegungen durchgeführt werden, wie dies z.B. die Hand beim Klavierspielen tut, da der Schließmuskel nur über die Bewegung „Harnröhre zudrücken" verfügt. Um dieses Zudrücken der Harnröhre sensomotorisch anspruchsvoll zu gestalten, besteht die Möglichkeit, im Bereich der Kraftintensität zu differenzieren. Die angeführten Übungen entsprechen im Prinzip der aus der Rückbildungsgymnastik bekannten „Fahrstuhlübung". Da wir bei der Behandlung der Inkontinenz des Mannes auf den Schließmuskel der Harnröhre fokussieren wollen und nicht auf die Beckenbodenmuskulatur, benutzen wir das Bild des Fahrstuhls nicht. Der Patient stellt sich stattdessen vor, dass er die Harnröhre unterschiedlich fest zudrückt oder den Urin unterschiedlich stark einhalten muss.

ST1: Steigerung der Spannungsintensität

Der Patient legt sich bequem auf den Rücken und stellt die Beine an. Er soll versuchen, soweit wie möglich nur die Schließmuskulatur der Harnröhre zu benutzen. Im Folgenden wird ein Modell zum Erlernen der langsamen Steigerung der Spannungsintensität vorgestellt. Zwischen den einzelnen Intensitätsstufen erfolgt keine Entspannung.

▷ Der Patient spannt den Schließmuskel nur ganz leicht an und hält die Spannung einige Sekunden.

▷ Er spannt den Sphinkter der Harnröhre zunächst ganz leicht an und steigert dann die Spannung etwas, wobei er immer noch im eher leichten Bereich bleibt.

▷ Der Patient spannt den Schließmuskel zunächst ganz leicht an, steigert dann die Spannung etwas und versucht nun, etwa seine halbe Kraft zu benutzen.

▷ Der Patient spannt den Schließmuskel zunächst ganz leicht an, steigert dann die Spannung etwas, geht auf halbe Kraft und benutzt nun eine intensive Spannung aber noch nicht seine maximale Kraft.

▷ Er steigert die Spannung wie beschrieben und versucht als Letztes so fest wie möglich anzuspannen.

Der Patient hält bei diesen Übungen jede Spannungsstufe etwa 2 Sekunden.

Die beschriebene Übung kann auch mit Hilfe von Prozentzahlen ausgedrückt werden. Die maximal mögliche Spannung entspricht dabei 100% und die halbe Kraft 50%.

▷ ca. 10%
▷ ca. 10%, dann ca. 30%
▷ ca. 10%, dann ca. 30%, dann ca. 50%
▷ ca. 10%, dann ca. 30%, dann ca. 50%, dann ca. 70%
▷ ca. 10%, dann ca. 30%, dann ca. 50%, dann ca. 70%, dann 100%.

Die Prozentzahlen sind hierbei als ungefährer Hinweis zu sehen. Es ist sicherlich nicht möglich, die Spannung so exakt einzuschätzen, wie es die Zahl darstellt. Es reicht aus, wenn der Patient während der ersten Übungsversuche bemerkt, dass die Spannung im Schließmuskel variiert werden kann. Je länger er übt, umso genauer wird er die Spannungsintensität einschätzen können.

Bevor der Patient die Übungen mit dem Schließmuskel durchführt, hat es sich als hilfreich erwiesen, die Steigerung der Kraftintensität zunächst einmal mit der Handmuskulatur zu üben.

Alle Spannungssteigerungen sollten nur so schnell durchgeführt werden wie der Patient während des Spannungsaufbaues die Rückmeldung der Propriozeptoren registrieren kann. Bei sehr schnellen Kontraktionen ist dies nicht mehr möglich.

ST2: Stufenweise Steigerung und Absenkung der Spannungsintensität

Nachdem der Patient das Steigern der Spannung geübt hat, kann versucht werden, ihn die Spannung auch nach unten dosiert reduzieren zu lassen. Der kontrollierte Spannungsabbau fällt in der Regel schwerer als der Spannungsaufbau. Hilfreich ist es, darauf zu achten, dass der Patient die oberste Spannungsstufe auch wirklich hält und hier nicht bereits absinkt. Da der Patient den Spannungsabbau schlechter empfindet als den Aufbau, wählt er den Schritt nach unten häufig zu groß. Aus diesem Grund fällt die Übung leichter, wenn der Patient sich nach unten nur ganz kleine Stufen vorstellt.

▷ 10%, 30%, 10%
▷ 10%, 30%, 50%, 30%, 10%
▷ 10%, 30%, 50%, 70%, 50%, 30%, 10%
▷ 10%, 30%, 50%, 70%, 100%, 70%, 50%, 30%, 10%.

ST3: Die Spannung in möglichst kleinen Schritten absenken

Der Patient versucht, die Spannung zügig bis ca. 70% aufzubauen, zwei bis drei Sekunden zu halten und dann in so kleinen Schritten wie möglich zu reduzieren. Er zählt mit, wie viele Stufen er unterscheiden kann. Am Anfang werden häufig drei bis vier Stufen unterschieden, der Geübte kann etwa acht Stufen unterscheiden.

ST4: Beliebige Variation der Spannungsintensität

Der Patient versucht, in beliebiger Reihenfolge und möglichst abwechslungsreich, die Spannung zu variieren. Dabei kann er erfinderisch sein und eigene Spannungsabfolgen bilden.

Der Patient sollte bei dieser Übung lediglich zwischen 10% und maximal 50% der möglichen Intensität variieren, da eine leichtere Spannung exakter zu steuern ist als eine intensive.

Wichtig bei allen hier beschriebenen Übungen ist nicht, dass die Intensität der Spannung wirklich der angegebenen Prozentzahl genau entspricht, sondern, dass der Patient versucht, seinen Sphinkter ganz exakt zu steuern und möglichst gut zu spüren.

Die Übungen ST 1 bis ST 4 können zunächst im Liegen und später in jeder beliebigen Ausgangsposition durchgeführt werden.

Die Intensität, bis zu der der Patient während der beschriebenen Übungen anspannt, richtet sich bei frisch operierten Patienten nach dem momentanen Stadium der Wundheilung (s. Kap. 8.1).

6.3 Übung für die Steigerung der Durchblutung

D1: Pumpübung

Um die Durchblutung des Schließmuskels zu steigern und die Wundheilung dadurch zu unterstützen, soll der Patient seinen Schließmuskel in einer Art Pumpbewegung anspannen und entspannen. Die Kontraktion und die Relaxation sollten jeweils 1 Sekunde dauern. Dieses Anspannen und Entspannen führt der Patient mindestens 1 Minute durch. Darauf folgt eine Pause von 10 bis 30 Sekunden, wonach die Pumpübung wiederholt wird. Insgesamt soll der Patient diesen Wechsel von pumpender An- und Entspannung und Pause etwa 10 Minuten durchführen. Die Übung ist vor allem in der Proliferationsphase der Wundheilung sinnvoll. Um keine anaerobe Energiebereitstellung zu provozieren, ist es wichtig, dass der Patient lediglich 10% seiner Maximalkraft einsetzt. Je weiter das Operationsdatum zurückliegt, umso ineffektiver ist diese Übung.

In dem Kapitel über die Anatomie und Physiologie haben wir bereits dargelegt, dass der bewusst zu steuernde Musculus sphincter urethrae transversostriatus um den unbewussten Musculus sphincter urethrae glaber herum liegt. Die angeführte Übung hat auch zum Ziel, mit dem bewussten Anteil des Schließmuskels den unbewussten Anteil zu massieren und dadurch zu stimulieren.

6.4 Krafttraining

Das im Folgenden beschriebene Krafttraining ist eine weitere Komponente des Kontinenztrainingsprogramms. Es ist jedoch nicht so, dass jede beliebige Muskelanspannung als Krafttraining bezeichnet werden kann. Ein Krafttraining muss ganz bestimmten, in der Trainingslehre beschriebenen, Gesetzmäßigkeiten entsprechen. Sowohl die Anspannungsintensität als auch die Anspannungsdauer müssen in einem bestimmten Verhältnis stehen, damit ein Trainingsreiz gesetzt wird.

In jedem quergestreiften Muskel kann man langsame, tonische, rote Fasern, die als Muskelfasern Typ 1 oder als Slow-Twitch-Fasern (ST-Fasern) bezeichnet werden und schnelle, phasische, weiße Fasern, die als Muskelfasern Typ 2 oder Fast-Twitch-Fasern (FT-Fasern) bezeichnet werden, unterscheiden.

ST-Fasern sind gut durchblutet und daher gut mit Sauerstoff versorgt. Durch ihr dichtes Kapillarnetz, den hohen Myoglobingehalt, die großen und zahlreichen Mitochondrien und einen hohen Besatz mit speziellen Enzymen haben sie eine ausgeprägte Fähigkeit zur aeroben Energiebereitstellung. Die Größe der Motoneurone, die Nervenleitgeschwindigkeit und die Kontraktionsgeschwindigkeit fallen im Vergleich zu den FT-Fasern geringer aus. Sie sind daher in der Lage, leichte Kontraktionen über einen langen Zeitraum zu halten.

Da die Größe der Motoneuronen, die Nervenleitgeschwindigkeit sowie die Kontraktionsgeschwindigkeit der FT-Fasern größer sind, können sie intensive Anspannungen über einen kurzen Zeitraum aufrechterhalten. Sie stellen die Energie vornehmlich anaerob glykolytisch bereit. Die FT-Fasern können in Typ-2a-, Typ-2b- und Typ-2c-Fasern unterteilt werden. Die Typ-2a-Fasern zeigen eine hohe Kontraktionsgeschwindigkeit bei gleichzeitig verhältnismäßig gut entwickelter oxidativer und glykolytischer Fähigkeit zur Energiegewinnung. Die Typ-2b-Fasern sind besonders zur glykolytischen Energiebereitstellung fähig. Die Muskelfasern Typ 2c sind relativ selten und ihre spezielle Aufgabe ist noch weitgehend ungeklärt (Gosselink 2000). Der Musculus levator ani besteht zu etwa 70% aus ST-Fasern und zu 30% aus FT-Fasern. Der Musculus sphincter urethrae transversostriatus besteht jedoch fast ausschließlich aus ST-Fasern (Dixon und Gosling 2000).

Es ist dennoch nötig, beide Muskelfaserarten speziell zu trainieren. Je nachdem, wie die Muskelanspannung durchgeführt wird, trainieren wir andere Muskelfasern im Körper.

Die FT-Muskelfasern werden trainiert, indem wir den Muskel so schnell wie möglich und so fest wie möglich anspannen. Diese Anspannung muss 2 bis 3 Sekunden gehalten werden, um einen Trainingsreiz auszulösen. Es wird besonders die Maximalkraft trainiert. Im täglichen Leben benötigt der Patient diese schnelle und feste Anspannung des Schließmuskels beim Niesen, Husten und ähnlichen Situationen. Die ST-Muskelfasern trainieren wir mit zwei Anspannungsvarianten. Mit einer Anspannung von 60 bis 70% der Maximalkraft und einer Haltedauer von 6 bis 10 Sekunden trainieren wir das generelle Dickenwachstum des Muskels.

Der Grund für das Training des Dickenwachstums ist, dass prinzipiell vom Umfang eines Muskels auf seine Kraft rückgeschlossen werden kann, wobei das Verhältnis von statischer Kraft und Querschnittsgröße beim Mann im Durchschnitt 67 (plus/minus 10) Newton pro Quadratzentimeter beträgt (Hollmann und Hettinger 2000).

Mit einer Anspannung von 40 bis 50% der Maximalkraft und einer Anspannungsdauer von 15 bis 20 Sekunden wird die Kraftausdauer trainiert. Diese spezielle Form der Ausdauer braucht der Patient im täglichen Leben, wenn eher leichte Spannungen über einen längeren Zeitraum aufrechterhalten werden müssen. Die Anpassungserscheinungen, die diese Trainingsvariante im Muskel auslöst, sind durch eine Verbesserung des Stoffwechsels gekennzeichnet.

Die Gestaltung der Parameter des Krafttrainings basiert auf den Untersuchungen von Hettinger (1993) und kann folgendermaßen beschrieben werden:

KT1

Maximale Intensität, schnellstmöglicher Spannungsaufbau, 2 bis 3 Sekunden Haltedauer.

KT2

60 bis 70% der maximalen Intensität, moderater Spannungsaufbau, 6 bis 10 Sekunden Haltedauer.

KT3

40 bis 50% der maximalen Intensität, langsamer Spannungsaufbau, 15 bis 20 Sekunden Haltedauer.

Hettinger (1993) beschreibt, dass es für einen optimalen Kraftzuwachs ausreicht, die Anspannung über 20 bis 30% der maximal möglichen Anspannungsdauer zu halten, um einen optimalen Trainingsreiz zu setzen. Diese Tatsache wurde bei der Definition der Übungen KT1, KT2 und KT3 berücksichtigt. Hettinger hat bei den angegebenen Werten bereits eine kleine Sicherheitsreserve dazugerechnet. Hat der Patient die Übungen zwei bis drei Monate in der dargestellten Form durchgeführt, kann er im Sinne einer Trainingssteigerung die angegebenen Spannungszeiten verdoppeln. Die Anspannungsdauer liegt dann etwa im Bereich der für die jeweilige Belastungsintensität maximal möglichen Kontraktionsdauer. Dies ist besonders im Trainingsbereich Kraftausdauer sinnvoll.

Ergänzend sei noch erwähnt, dass Anspannungen mit einer Intensität unter 30% der Maximalkraft keinen Kraftzuwachs bewirken.

Der Patient kann die Übungen des Krafttrainings in jeder beliebigen Ausgangsposition durchführen.

Auch beim Krafttraining soll der Patient versuchen, den Schließmuskel der Harnröhre möglichst isoliert anzuspannen. Aus diesem Grund wird er wiederholt aufgefordert, sich das Einhalten des Urins vorzustellen.

Lernt der Patient gleich zu Beginn des Trainings, die Gesäßmuskulatur, die Adduktoren und andere Muskeln mit anzuspannen, kann er dies fälschlicherweise mit der Anspannung des Schließmuskels verwechseln. Zudem wird so ein Bewegungsmuster gebahnt, das im täglichen Leben nicht vorkommt und daher unfunktionell ist. Es ist z.B. unmöglich, mit konstant angespannten Adduktoren und Gesäßmuskeln den Weg zur Toilette zurückzulegen.

Aus dem PNF-Konzept ist das Grundprinzip „Irradiation und Reinforcement" (Overflow) bekannt. Sowohl Kabat als auch Webster weisen auf ein Überfließen von Spannungen in synergistischen Bewegungsmustern oder in synergistischen Muskelgruppen hin (Buck et al. 1993). Es erscheint uns jedoch unwahrscheinlich, dass die Adduktoren- und Gesäßmuskeln und der externe Schließmuskel der Harnröhre Synergisten sind, haben sie doch gänzlich verschiedene Aufgaben im Körper. Für die Beckenbodenmuskulatur kann ein solcher Synergismus noch angenommen werden, da sie zur aktiven Stabilisierung der Sakroiliakalgelenke beitragen kann und zusätzlich das Sakrum zwischen den Darmbeinschaufeln verkeilt (Larsen 2000). Wie in Kapitel 2 dargestellt, existiert der externe Harnröhrenschließmuskel jedoch unabhängig von der Beckenbodenmuskulatur und ist durch eine bindegewebige Zone von ihr getrennt. Ein Synergismus zwischen Gluteal-, Adduktoren- und Schließmuskulatur der Harnröhre ist daher beim Mann unwahrscheinlich.

Um am eigenen Körper zu spüren, dass eine Anspannung der Gesäß- und Adduktorenmuskulatur nicht unbedingt zu einer Anspannung des Harnröhrenschließmuskels führt, sollte folgender Test durchführt werden:

Warten Sie, bis Sie einen deutlichen Harndrang verspüren, gehen Sie dann zur Toilette, um die Blase im Sitzen zu entleeren. Setzen Sie sich jedoch nicht auf die Toilettenbrille sondern halten Sie etwa 10 Zentimeter Abstand. Die Knie und Hüftgelenke sind in dieser Position auf ca. 90 Grad gebeugt, die gesamte Bein- und Beckenmuskulatur ist angespannt, um die Position zu fixieren. Trotzdem ist es in dieser Stellung möglich, den Schließmuskel zu öffnen und die Blase zu entleeren!

Eine Anspannung der Bauch- und Beckenbodenmuskulatur hingegen führt zu einem erhöhten Druck auf die Blase. Diese Druckerhöhung ist mit einer physiologischen Tonuserhöhung im Harnröhrenschließmuskel gekoppelt. Während der Durchführung von Krafttrainingsübungen für die Bauchmuskulatur mit höheren Intensitäten spannt die Beckenbodenmuskulatur in der Regel automatisch mit an. Ist die Wundheilung ausreichend fortgeschritten, können bei fortgeschrittenen Patienten die Anspannungen des Schließmuskels im Krafttrainingsbereich im Sinne einer Variation mit Bauchmuskelübungen kombiniert werden, wenn hierdurch kein Urinverlust auftritt. Bei dieser Übungsform ist es besonders wichtig, auf eine gute Kontraktion des Musculus transversus abdominis zu achten.

Die Intensität, bis zu der der frisch operierte Patient anspannt, richtet sich nach dem momentanen Stadium der im Kapitel 8 beschriebenen Wundheilung.

6.5 Der Übertrag in die Aktivitäten des täglichen Lebens

Ein guter Therapieerfolg ist nur zu erwarten, wenn die in den beiden Bereichen Sensomotorik und Kraft erübten Fertigkeiten auch auf die im täglichen Leben vorkommenden Situationen übertragen werden. Dieser Übertrag kann an speziellen Bewegungsformen exemplarisch dargestellt und geübt werden.

Wir unterscheiden prinzipiell zwischen Aktivitäten, bei denen ein erhöhter Druck auf die Blase ausgeübt wird und Situationen, bei denen zwar Bewegung stattfindet, diese Bewegung aber keinen verstärkten Druck auf die Blase ausübt. Ein klassisches Beispiel für die Situationen, bei denen erhöhter Druck auftritt, ist der im allgemeinen als Stressinkontinenz Grad 1 bezeichnete Urinverlust während des Niesens und Hustens. Spazierengehen ist hingegen eine Aktivität, bei der zwar Bewegung stattfindet, aber im Vergleich zum ruhigen Stand kein wesentlich erhöhter Druck zu verzeichnen ist. Wir sind der Meinung, dass die Ursache für die Inkontinenz in den aufgeführten Beispielen eine andere ist und daher im Rahmen der Therapie andere Gesetzmäßigkeiten beachtet werden müssen.

6.5.1 Drucksituationen

Im täglichen Leben gibt es im Wesentlichen drei Komponenten, die den intraabdominellen Druck erhöhen und dadurch Urinverlust provozieren. Dies sind erstens plötzliche Bewegungen des Zwerchfells und der Bauchmuskulatur, wie sie beim Husten, Niesen und Lachen vorkommen. Zweitens Druck, der durch Beugebewegungen im Hüftgelenk und der Wirbelsäule zustandekommt, wie dies beim Anziehen der Hose oder beim Binden von Schnürsenkeln der Fall ist. Drittens Druck, der durch Anstrengung mit Pressatmung und Bauchmuskelspannung entsteht, wie z.B. beim Aufstehen vom Stuhl, beim Anheben von schweren Gegenständen oder beim Aufrichten aus der Rückenlage.

In diesen Situationen erkennen wir zum Einen ein Kraftproblem des Schließmuskels. Ist der Druck auf die Blase größer als die Kraft des Muskels, kommt es zum Urinverlust. Ein weiterer Faktor ist wahrscheinlich, dass der Sphinkter der Harnröhre vor der Operation unbewusst seinen Tonus erhöht hat, wenn derartige Situationen im täglichen Leben auftraten. Nach Operationen und anderen urologischen Erkrankungen sind diese automatischen Mechanismen häufig gestört, und der Schließmuskel muss daher zunächst bewusst angespannt werden. Durch sehr häufiges Wiederholen dieses bewussten Anspannens wird die Koppelung von Druckregistrierung und daraus folgender Tonuserhöhung im Schließmuskel langfristig wieder ins Unterbewusstsein übergehen. Eine nähere Erklärung dieses Prozesses ist in Kapitel 6.5.2 aufgeführt.

Für die Therapie bietet sich das Aufstehen vom Stuhl als exemplarisches, funktionelles Training an. Die hier eingeübten Techniken können auf alle ähnlichen Situationen soweit möglich übertragen werden.

Kapitel 6 — Die Übungen des Kontinenztrainings

ATL1

Das Wichtigste bei dieser Übung ist selbstverständlich die Anspannung des Schließmuskels der Harnröhre. Der Sphinkter wird bereits vor dem Beginn des Aufstehens angespannt. Der Patient hält die Spannung, bis er vollständig aufgestanden ist und löst danach die Spannung langsam.

Um dem Schließmuskel seine Aufgabe zu erleichtern, ist es sinnvoll, auch auf die Wirbelsäulenposition und die Atmung zu achten. Die Wirbelsäule sollte gerade bleiben, um eine Einengung des Unterleibs zu vermeiden. Die Luft sollte nicht angehalten werden, um eine Pressatmung zu verhindern. Ziel dieser beiden Maßnahmen ist es, keinen zusätzlichen Druck auf die Blase auszulösen.

Beim Trainieren sollte es nicht zum Urinverlust kommen, da nur der richtige Ablauf, nämlich Aufstehen vom Stuhl ohne Urinverlust, im Gehirn gespeichert werden soll. Im täglichen Leben ist dies dem Patienten natürlich nicht immer möglich. Es gibt zwei Möglichkeiten, den Schwierigkeitsgrad dieser Übung zu variieren. Die Eine ist die Sitzhöhe und die Andere die Blasenfüllung. Sollte der Patient bei dem oben beschriebenen Aufstehen vom Stuhl Urin verlieren, übt er zunächst mit leerer Blase und von einer erhöhten Ausgangsposition (z.B. Tisch) ausgehend. Ist er in der Lage, die beschriebene Aktivität ohne Urinverlust durchzuführen, übt er nach und nach mit immer vollerer Blase. Kann er auch mit voller Blase vom Tisch ohne Urinverlust aufstehen, übt er das Aufstehen von einem Stuhl und beginnt wieder mit leerer Blase. Beherrscht der Patient diese Übung, trainiert er als schwerste Form nun das Aufstehen aus dem Bett und aus dem Auto. Er steigert auch hier wie beschrieben nach und nach die Blasenfüllung.

ATL2

Der Patient soll während dieser Übung versuchen, die gleichen Grundprinzipien auf das Anheben von Gegenständen zu übertragen. Er geht mit geradem Rücken in die Knie und spannt dabei den Schließmuskel der Harnröhre intensiv an. Er hebt nun den Gegenstand mit angespanntem Sphinkter vom Boden hoch und kombiniert auch hier die Bewegung mit der Atmung, um den intraabdominellen Druck möglichst gering zu halten.

Generell gilt jedoch, dass in den ersten Monaten nach einer Operation, das schwere Heben zu vermeiden ist. Wenn die Operation drei Monate zurückliegt, kann der Patient das aufzuhebende Gewicht langsam steigern.

Prinzipiell sollten alle im täglichen Leben vorkommenden Drucksituationen mit angespanntem Schließmuskel geübt werden. Die Intensität, mit der der Patient während der beschriebenen Übungen anspannt, richtet sich nach den jeweiligen Gegebenheiten der Wundheilung (s. Kap. 8).

6.5.2 Bewegungen, bei denen kein verstärkter Druck entsteht

Betrachten wir zunächst den Urinverlust beim Spazierengehen, der für sehr viele Patienten nach einer radikalen Prostatektomie ein nur schwer in den Griff zu bekommendes Problem darstellt. In der Regel bessert sich die Kontinenz zuerst im Liegen, dann im Sitzen und beim ruhigen Stehen. Kommt Bewegung dazu, wird der Urinverlust häufig deutlich stärker, oft bis zur Unkontrollierbarkeit. Das Problem ist in einer mangelhaften Dauerkontinenz begründet, die nach Dorschner (1994) primär von dem autonom gesteuerten Musculus sphincter urethrae glaber gewährleistet wird. Es ist fraglich, inwieweit unbewusst arbeitende Systeme durch gymnastische Übungen beeinflusst werden können.

> **Merke**
> Die Therapie der autonomen Komponente der Kontinenz erfolgt daher in unserem Therapiekonzept durch die Akupressur. Die Behandlung der angegebenen Punkte ist für die Fazilitation der Dauerkontinenz wichtig.

Es ist wissenschaftlich zur Zeit noch nicht geklärt, inwieweit der Grundtonus und die Kraftausdauer des bewusst gesteuerten Musculus sphincter urethrae transversostriatus zur Dauerkontinenz beitragen. Wie bereits erwähnt, haben die histomorphologischen Untersuchungen von Dixon und Gosling (2000) gezeigt, dass der somatische Anteil des externen Schließmuskel fast ausschließlich aus Slow-Twitch-Muskelfasern besteht. Diese Muskelfaserart ist besonders gut in der Lage, leichte Dauerkontraktionen für einen langen Zeitraum zu halten. Wäre der bewusst zu steuernde Anteil des externen Sphinkters lediglich für die kurzen Druckanstiege beim Husten, Niesen und das bewusste Unterbrechen des Harnstrahls zuständig, müsste er vorwiegend aus Fast-Twitch-Muskelfasern bestehen. Aus diesem Grund sollten wir auch ein Training der Kraftausdauer und eine Erhöhung des Grundtonus des somatischen Anteils des externen Schließmuskels mit in die Therapie der Inkontinenz beim Gehen einbeziehen.

Der Grundtonus des somatischen Anteils des externen Schließmuskels kann vor allem durch Anspannungen mit maximaler Kraft und einer Haltedauer von 2 bis 3 Sekunden erhöht werden. Wir erreichen durch diese Trainingsvariante eine Verbesserung der intramuskulären Koordination. Der Untrainierte ist lediglich in der Lage, ca. 60% der vorhandenen Muskelfasern gleichzeitig anzuspannen. Durch ein Training mit maximalen Intensitäten wird der Patient in die Lage versetzt, 80 bis 90% seiner Muskelfasern gleichzeitig zu innervieren, womit auch eine Steigerung des Grundtonus des Muskels verbunden ist (Bredenkamp und Hamm 1990).

Ein weiterer Grund für die Durchführung eines Maximalkrafttrainings ergibt sich aus folgender Überlegung: Die auf den Sphinkter einwirkende Kraft setzt sich aus dem Harnblasentonus und der gespeicherten Urinmenge multipliziert mit der Erdanziehungskraft zusammen. Erfordert die angenommene Belastung vom Schließmuskel eine Kraftintensität, die höher liegt als etwa 10 bis 15% der Maximalkraft, kann er die Spannung nur kurz halten, da es ab einer Spannungsintensität von 20% zu einer Gefäßkompression kommt. Die dann notwendig werdende anaerobe Energiebereitstellung führt relativ schnell zu einer Übersäuerung des Muskels, die zum Spannungsabbruch zwingt. Ist die Maximalkraft des Sphinkters jedoch so hoch, dass die Belastung unter dem beschriebenen Wert liegt, kann sie zumindest theoretisch sehr lange gehalten werden. Ein starker Muskel kann also eine gleichbleibende Belastung, wie sie z.B. durch 200 ml Urin gegeben ist, deutlich länger halten, als ein schwacher Muskel.

Die Kraftausdauer wird von uns mit einer Anspannungsintensität von 40% der maximalen Kraft und einer Haltedauer von 20 Sekunden trainiert. Durch diese Trainingsform werden vor allem die Stoffwechselvorgänge im Muskel verbessert. Beide Formen des Krafttrainings, die zu einer Erhöhung des Grundtonus durch eine Verbesserung der intramuskulären Koordination und einer Erhöhung der

6.5 Der Übertrag in die Aktivitäten des täglichen Lebens

Kraftausdauer führen, sollten daher auch eingesetzt werden, um das Problem des Urinverlusts beim Gehen zu therapieren.

Ein weiterer Aspekt des Urinverlusts während des Gehens ist die dreidimensionale Schwingung, in die die Organe des Unterleibs durch die Bewegung des Beckens und den Fersenkontakt beim Aufsetzen des Fußes geraten. Diese Schwingungen müssen von der Beckenbodenmuskulatur abgefangen und vom externen Schließmuskel verarbeitet werden. Die Bewegungsimpulse der Blase gehen nach einer radikalen Prostatektomie direkt zum Schließmuskel, während sie vor der Operation zunächst zur Prostata geleitet wurden. Diese Zug- und Druckimpulse scheint der Schließmuskel anfangs nicht lange verkraften zu können, und es zeigt sich ein Problem der Dauerkontinenz, das in diesem Zusammenhang ein Defizit im Bereich der sensomotorischen Steuerung darstellt. Neue, bislang völlig unbekannte Impulse müssen vom Gehirn verarbeitet werden. Hier muss die Therapie zu einer neuen Bahnung der Steuerung des ZNS über die Muskelaktivitäten führen.

Betrachten wir daher die Aktivitäten des ZNS, die zu einer neuen Bahnung von motorischen Fähigkeiten führen, etwas näher:

Motorische Fähigkeiten setzen eine hohe zerebrale Aktivität voraus. Spezifische Bewegungstechnik beruht auf der Fähigkeit von Gehirn und Nervensystem zum Erinnern, d.h. dem Gedächtnis. Ein organisierendes Zentrum für die Gedächtnisleistung stellt der Hippocampus dar. Wir können generell zwischen einem impliziten und einem expliziten Gedächtnis unterscheiden. Das implizite Gedächtnis existiert, ohne von uns als bewusste Erinnerung wahrgenommen zu werden. Wir benutzen es bei Aktivitäten wie dem Gehen, dem Laufen und dem Radfahren zur Bewegungskoordination. Trotz der prinzipiell unbewussten Steuerung können diese Bewegungsformen durch Übungen verbessert werden. Das explizite Gedächtnis bezieht sich dagegen auf einmalige Ereignisse, Geschichten, Gesichter. Im Zusammenhang mit der Inkontinenz beim Spazierengehen ist das implizite Gedächtnis wichtig. Hier müssen neue Informationen „gespeichert" werden.

Die Verlagerung von bewusst gesteuerten Bewegungen in einen unbewusst, automatisiert ablaufenden Vorgang geschieht in Verbindung mit Funktionen des Kleinhirns. Ist die neue Bewegung im impliziten Gedächtnis verankert, bleibt das Bewusstsein für andere Aufgaben frei.

Die Reize und ihre Adaption sind äußerst spezifischer Natur. Die Verbesserung der koordinativen Qualität für eine spezifische Bewegung bedeutet nicht, dass selbst eine sehr ähnliche Bewegungskonstruktion hierdurch ebenfalls gefördert wird (Hollmann und Hettinger 2000). Daher muss das Gehen in einer möglichst realitätsnahen Therapiesituation mit leicht angespanntem Sphinkter geübt werden. Die unten aufgeführten Übungen geben ein Beispiel. Es gelten prinzipiell die im Kapitel 6.2 beschriebenen Grundregeln für das sensomotorische Training. Wie bereits in diesem Kapitel beschrieben, sollte die Wiederholungszahl pro Übungseinheit die Konzentrationsfähigkeit nicht übersteigen. Um eine neue Konditionierung des impliziten Gedächtnisses zu erreichen, sind insgesamt sehr viele (etwa 10 000) Wiederholungen nötig.

Generell ist bei den im Folgenden beschriebenen Übungen darauf zu achten, dass der Sphinkter nur ganz leicht angespannt wird, da isometrische Anspannungen nur lange gehalten werden können, wenn die Intensität sehr gering ist. Bereits bei einer Spannungsintensität von 20% der Maximalkraft kommt es zu einer Gefäßkompression, die einen anaeroben Stoffwechsel bedingt und zu einer Erhöhung der Laktatkonzentration führt. Dieser erhöhte Milchsäurespiegel zwingt den Muskel früher oder später zur Relaxation. Muss der Patient eine Spannung lange halten, darf sie daher nur von sehr geringer Intensität sein.

Ein weiterer Grund, den Sphinkter bei den nachfolgend dargestellten Übungen nur leicht anzuspannen, ist, dass beim Gehen auch nur eine relativ leichte Grundspannung im Schließmuskel nötig ist. Für die Gestaltung eines möglichst funktionellen Trainings sollte die geübte Aktivität den Anforderungen des täglichen Lebens möglichst ähnlich sein. Die leichte Spannung muss aber während des Übens sehr exakt gehalten werden. Der Patient soll sich bemühen, den Schließmuskel der Harnröhre bei diesen Übungen immer besser zu spüren. Der Fokus der Therapie liegt hier auf der Verbesserung des afferenten und efferenten Informationsaustausches zwischen Gehirn und Muskel. Die neuen Informationen und ihre korrekte Verarbeitung sollen im impliziten Gedächtnis registriert und gespeichert werden. Um diesen positiven Effekt auszulösen, darf es auch während dieser Übungen nicht zum Urinverlust kommen, da die richtige Funktion, nämlich Gehen ohne Urinverlust, im Gedächtnis verankert werden soll.

6.5 Der Übertrag in die Aktivitäten des täglichen Lebens

Die Durchführung der Übungen ist am erfolgreichsten, wenn der Therapeut den Schwierigkeitsgrad optimal an die Fertigkeiten des Patienten anpasst. Vergleichen wir dies mit einem Klavierspieler: Um gute Fortschritte im Unterricht zu erzielen, muss der Klavierlehrer für seinen Schüler das Stück auswählen, das der momentanen Könnensstufe optimal entspricht. Es darf weder zu schwer noch zu leicht sein. In diesem Sinne braucht der Patient alle Bewegungen nicht mehr zu üben, bei denen auch mit voller Blase kein Urinverlust auftritt. Er übt stattdessen die Bewegungen verstärkt, bei denen er den Schließmuskel der Harnröhre noch nicht optimal kontrollieren kann. Ist die Übung zu schwer, was in diesem Fall heißt, dass er den Sphinkter nicht spüren und gezielt anspannen kann oder es sogar zu unkontrollierbarem Urinverlust während der Bewegung kommt, übt er zunächst in einer vereinfachten Form. Die Übungen werden leichter, wenn der Patient die Bewegung in einem kleineren Ausmaß durchführt, das Tempo verringert und eventuell nicht sofort die komplette Bewegung durchführt, sondern nur einen Teil. Entsprechend werden die Übungen schwerer, wenn er das Tempo und das Bewegungsausmaß steigert.

Ein weiterer Faktor, um den Schwierigkeitsgrad der Übungen zu verändern, ist auch hier die Blasenfüllung. Je voller die Blase ist, umso mehr hydrostatische Belastung tritt auf.

Der Anfänger sollte die beschriebenen Bewegungen immer erst ohne Anspannung im Schließmuskel durchführen. Ist die Bewegung an sich verstanden, kann er sich bei der folgenden Ausführung ganz auf die Kontraktion des Sphinkters konzentrieren. Der Fortgeschrittene kann die Bewegung direkt mit angespanntem Schließmuskel üben.

Im Folgenden werden einige Übungen vorgestellt, die das Problem des Urinverlusts beim Gehen therapieren.

ATL3

Der Patient stellt die Füße etwa 15 Zentimeter auseinander. Er spannt jetzt seinen Schließmuskel ganz leicht an (5–10%) und verlagert das Körpergewicht von einem Bein auf das andere, ohne die Füße hochzuheben. Er konzentriert sich auf die leichte Anspannung im Schließmuskel. Was spürt er? Schwankt die Spannung im Schließmuskel durch die Bewegung, oder kann er sie konstant halten? Tritt Urinverlust auf?

ATL4

Der Patient spannt seinen Schließmuskel leicht an, hält diese leichte Spannung und rollt jetzt abwechselnd den linken und den rechten Fuß nach vorne ab, indem er einmal die linke und einmal die rechte Ferse vom Boden abhebt. Er konzentriert sich hierbei, wie oben beschrieben, auf die leichte Spannung im Schließmuskel.

ATL5

Der Patient stellt die Beine etwa 50 Zentimeter auseinander, die Fußspitzen zeigen leicht nach außen. Er verlagert nun das Körpergewicht von links nach rechts, indem er ein Bein im Kniegelenk beugt und das andere streckt. Die Schließmuskelanspannung erfolgt wie beschrieben.

Der nächste Schritt besteht darin, die erlernte Sphinkterspannung in der realen Situation durchzuführen, indem der Patient beim Gehen den Schließmuskel eine Minute lang leicht angespannt hält. Wichtig ist, dass der Patient sich während dieser Minute optimal auf seinen externen Sphinkter konzentriert. Jede Spannungsschwankung, die Spannungsintensität und die allgemeine Qualität der Kontraktion sollen möglichst gut erfühlt werden. Der Patient trainiert daher zunächst in einer Umgebung, in der er sich gut auf seinen Schließmuskel konzentrieren kann. Dies ist in der Regel in einem ruhigen, abgeschlossenem Raum eher möglich als im Freien. Beherrscht der Patient die Spannung im geschlossenen Raum, wird das Anspannen beim Gehen außerhalb der Wohnung geübt. Der Patient hält auch hier den Sphinkter für etwa 1 Minute ganz bewusst leicht angespannt.

Eine weitere Steigerung besteht darin, dass der Patient versucht, auch auf schwerer zu begehenden Untergründen (lose Steine, Wurzeln auf dem Weg, frisch gepflügter Acker), am Berg und auf der Treppe den Schließmuskel anzuspannen und diese Spannung ganz bewusst wahrzunehmen.

Das Ziel dieser Übungen ist nicht, dass der Patient den Schließmuskel auf dem ganzen Spaziergang ständig bewusst anspannt, da dies nicht möglich ist. Durch das kurzzeitige, aber ganz konzentrierte Anspannen beabsichtigen wir eine Fazilitation der unbewussten Steuerungsprozesse des Gehirns. Die Bewegungsinformationen sollen im impliziten Gedächtnis gespeichert werden.

Die oben aufgeführten Bewegungen sind nur Beispiele. Alle im täglichen Leben vorkommenden Bewegungen, bei denen der Patient Urin verliert, und bei denen kein verstärkter Druck auf die Blase entsteht, sollten nach gleichem Muster trainiert werden.

6.6 Fazilitation der unbewussten Anteile des Kontinenzsystems durch die Akupressur

In Kapitel 2, Anatomie und Physiologie, haben wir bereits dargestellt, dass die Forschungen von Prof. Dr. Dorschner gezeigt haben, dass der externe Harnröhrenschließmuskel im Gegensatz zu der früher üblichen Meinung auch aus einem unbewusst gesteuerten Anteil besteht. Einige Probleme, die die Patienten haben, deuten darauf hin, dass es sich hierbei um eine Insuffizienz des autonomen Musculus sphincter urethrae glaber handelt. Ob unbewusst arbeitende Muskulatur durch gymnastische Übungen trainiert werden kann, ist unklar. Wir versuchen daher, die bisher dargestellten Übungen durch die Akupressur zu ergänzen, um auch die unbewussten Anteile des Kontinenzsystems mit in die Therapie einzubeziehen. Die Behandlung unterstützt weiterhin den Heilungsprozess im gesamten Funktionskreis ganz allgemein im Sinne eines ganzheitlichen Therapiekonzeptes. Aus folgenden Gründen haben wir uns für die Akupressur entschieden:

▷ Es handelt sich bei der Akupressur um eine Therapie, die bereits seit mehreren tausend Jahren durchgeführt und weiterentwickelt wurde. Die meisten „Modetherapien" sind dadurch gekennzeichnet, dass sie sehr schnell durch Veröffentlichungen in der Presse bekannt werden, aber oft schon nach einigen Jahren wieder in Vergessenheit geraten. Wird eine Therapie so lange angewandt, spricht dies für ihre Wirksamkeit.

▷ Es existieren viele, mit wissenschaftlichen Methoden durchgeführte Untersuchungen, die gezeigt haben, dass bei Akupunkturbehandlungen eine Wirk-

Kapitel 6 — Die Übungen des Kontinenztrainings

samkeit vorhanden ist. Mit der Akupressur behandeln wir die gleichen Punkte, die bei der Akupunktur genadelt werden. Durch das Drücken der Punkte wird ein ähnlicher Reiz gesetzt.

▷ Der Patient kann diese Therapie, wie alle bisher beschriebenen Übungen, gut alleine durchführen.

Die Akupressur besteht aus der Behandlung bestimmter Punkte, die auf Energiebahnen (Meridianen) liegen, die durch den gesamten Körper verlaufen. Um das System der Energiebahnen zu verstehen, ist es hilfreich, das in der von Rudolf Steiner begründeten Anthroposophie dargestellte Menschenbild zu betrachten. Steiner unterscheidet beim Menschen vier Trägerkörper. Er beschreibt den Stoffkörper, den Ätherkörper, den Astralkörper und das Ich. Zum Stoffkörper gehört die grobe Materie, der Ätherkörper erfüllt diese Materie mit Leben. Vergleichen wir einen Gegenstand und eine Pflanze, können wir sagen, dass die Qualitäten und Lebensfähigkeit, die die Pflanzen im Gegensatz zum Gegenstand besitzen, durch den Ätherkörper, der daher auch Lebensleib genannt wird, hervorgerufen werden. Betrachten wir nun ein Tier und vergleichen dessen Lebensqualität mit der der Pflanze, erkennen wir, dass das Tier im verstärkten Maß die Fähigkeit hat, Gefühle und Begierden wahrzunehmen. Diese Lebensqualität wird durch den Astralkörper ermöglicht. Der Mensch empfindet sich als einzige Wesenheit als ein isoliertes Ich-Wesen. Nur er ist zum abstrakten Denken fähig und besitzt den sich entwickelnden vierten Trägerkörper, den man auch als Denkkörper bezeichnen kann. Natürlich sind die Übergänge zwischen den Naturreichen fließend. Der Äther-, Astral- und Denkkörper sind nichtstoffliche Körper, die wir mit unseren normalen Sinnen nicht wahrnehmen können. Vor allem die Kraft des Ätherkörpers wird auf den in der traditionellen chinesischen Medizin beschriebenen Energiebahnen durch den Körper geleitet. Das Fließen dieser Energien kann durch die Akupressurbehandlung positiv beeinflusst werden.

Freilich wird das symptomorientierte Auswählen bestimmter Punkte für eine ganze Gruppe von Patienten dem fein strukturierten und individuell differenzierten Diagnose- und Therapiesystem der traditionellen chinesischen Medizin nicht gerecht. Wir denken jedoch, dass eine Unterstützung der oben aufgeführten Übungen durch die Akupressur der angegebenen Punkte trotzdem möglich ist

(Kirsch, 1980, Lie, 1991). Die Auswahl der Punkte erfolgte auf der Basis eines umfangreichen, vergleichenden Literaturstudiums.

Die ersten sechs dargestellten Punkte wurden neben ihrer therapeutischen Wirkung ausgewählt, weil sie vom Patienten gut selbst erreicht werden können. Den siebten Punkt im Sakrumbereich kann der Patient nur schwer finden, weshalb die Behandlung dieses Punktes in der Regel dem Therapeuten überlassen bleibt. Der oberhalb der Symphyse liegende achte Punkt befindet sich nach einer Operation mit suprapubischem Zugang im Bereich der Narbe und wird aus diesem Grund bei den entsprechenden Patienten nicht stimuliert.

Der Patient sollte die Behandlung in einer bequemen und entspannten Körperposition durchführen. Eventuelle Hüft-, Knie- oder Wirbelsäulenprobleme sind zu berücksichtigen! Auch in diesen Bereichen dürfen keine Schmerzen oder Schädigungen auftreten.

Die angegebenen Akupressurpunkte werden durch konstanten Druck oder durch kreisende, massierende Bewegungen stimuliert. Der Druck sollte deutlich spürbar sein, aber nicht zu Schmerzen führen. Die Gelenke des Druck ausübenden Fingers sind immer leicht gebeugt. Die Behandlung dauert etwa 20 Minuten. Es ist möglich, entweder nur die Punkte an einem Bein zu behandeln, jeden Punkt 4 Minuten zu stimulieren und zwischen rechtem und linken Bein von Behandlung zu Behandlung zu wechseln oder die Punkte an beiden Beinen für jeweils 2 Minuten zu behandeln.

Die Therapie sollte dreimal pro Woche durchgeführt werden.

Die Abbildungen und die Beschreibung der Lage ermöglichen das korrekte Auffinden der Punkte. Nur wenn der Therapeut oder der Patient die richtigen Stellen stimulieren, können wir mit einer Wirkung rechnen. Das Maß, um die Punkte aufzufinden, ist die Breite der Hand des Patienten im Bereich der proximalen Interphalangealgelenke (Abb. 6.3).

Die Bezeichnung der Punkte richtet sich nach dem „dtv-Atlas Akupunktur" (Hempen 1997) und nennt die deutsche und die lateinische Abkürzung (s. Glossar).

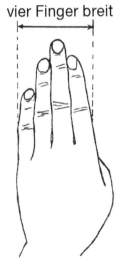

Abb. 6.3
Für das Auffinden des Punktes MP 6 ist die Breite von vier Fingern der Hand des Patienten im Bereich der proximalen Interphalangealgelenke maßgebend.

Punkt 1 (MP 6, L 6)

Dieser Punkt liegt an der Innenseite des Unterschenkels, vier Querfinger oberhalb des höchsten Punktes des Malleolus medialis. Um den Punkt zu finden, suchen wir zunächst den höchsten Punkt des Malleolus medialis der Tibia. Der Therapeut legt die gegenseitige Hand des Patienten mit der Kleinfingerkante im Bereich des proximalen Interphalangealgelenks flach an diese höchste Stelle, um die Distanz zu bestimmen. Der Akupressurpunkt liegt an der Hinterkante der Tibia (Abb. 6.4).

Punkt 2 (MP 9, L 9)

Der Therapeut legt das proximale Interphalangealgelenk des Ringfingers der gleichseitigen Hand des Patienten auf die Tuberositas tibiae. Der Finger zeigt zum Fuß und liegt auf der vorderen Tibiakante. Der Patient legt seine übrigen Finger nebeneinander. Der Punkt befindet sich neben der Außenkante des Zeigefingers, im Bereich des proximalen Interphalangealgelenks in einer kleinen Vertiefung auf der Tibia (Abb. 6.5).

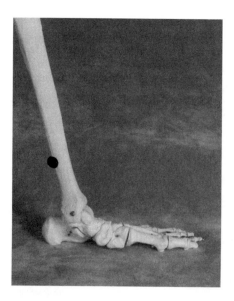

Abb. 6.4
Akupressurpunkt MP 6/L 6.

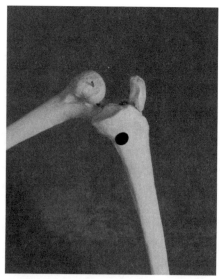

Abb. 6.5
Akupressurpunkt MP 9/L 9.

Punkt 3 (Bl 40, V 40)

Der Patient beugt das Kniegelenk um 90 Grad. Auf der Hinterseite des Kniegelenkes entsteht eine Falte. Genau auf dieser Falte, in der Mitte des Kniegelenks liegt der Punkt 3. Bei gestrecktem Kniegelenk befindet sich der Punkt etwas weiter oben. Dieser Punkt sollte mit konstantem Druck behandelt werden, da es sonst zu einer Irritation des Nervus tibialis kommen kann. Der Druck wird in Richtung der Patella ausgeübt (Abb. 6.6).

Punkt 4 und 5 (Bl 60, V 60 und Ni 3, R 3)

Es handelt sich hier um zwei Punkte, die gemeinsam stimuliert werden können. Die Punkte befinden sich an der Innen- und Außenseite des Unterschenkels, jeweils auf der Höhe des höchsten Punktes des Malleolus medialis und des Malleolus lateralis. Dieser höchste Punkt liegt in der Regel auf der Außenseite tiefer als auf der Innenseite. Beide Punkte befinden sich etwa in der Mitte zwischen dem höchsten Punkt des Knöchels und der Achillessehne (Abb. 6.7 und 6.8).

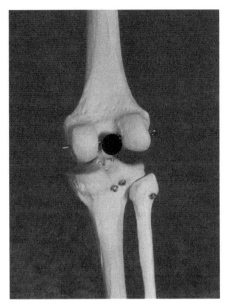

Abb. 6.6
Akupressurpunkt BL 40/V 40.

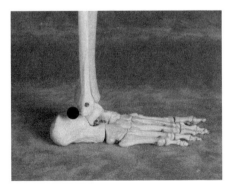

Abb. 6.7
Akupressurpunkt BL 60/V 60.

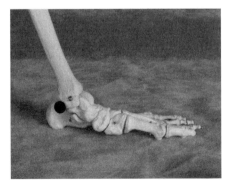

Abb. 6.8
Akupressurpunkt Ni 3/R 3.

Kapitel 6 — Die Übungen des Kontinenztrainings

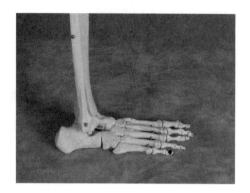

Abb. 6.9
Akupressurpunkt Bl 67/V 67.

Punkt 6 (Bl 67, V 67)

Dieser Punkt liegt an der außen und Richtung Fußgelenk gelegenen Ecke des Nagels der kleinen Zehe. Er befindet sich vor dem Übergangsbereich von Haut und Nagel, auf der Haut (Abb. 6.9).

Punkt 7 (Bl 31, V 31)

Dieser Punkt befindet sich über dem ersten Foramen sacrale (Abb. 6.10).

Punkt 8 (KG 3, Rs 3)

Der Punkt liegt einen Daumen breit über der Mitte der Oberkante der Symphyse (Abb. 6.11).

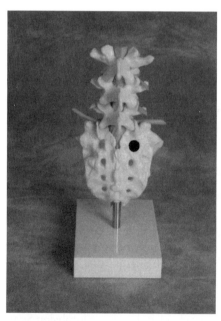

Abb. 6.10
Akupressurpunkt Bl 31/V31.

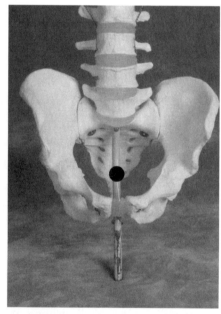

Abb. 6.11
Akupressurpunkt KG 3/Rs 3.

Der Patient sollte sich nach der Akupressurbehandlung noch 15 Minuten ruhig und entspannt hinlegen, um die Behandlung nachwirken zu lassen. Nachdem er die Behandlung einen Monat durchgeführt hat, legt er eine Behandlungspause von zwei Wochen ein. Er wiederholt die Behandlung nach dieser Pause für weitere sechs Wochen.

Ergänzend sei noch erwähnt, dass es für den in der chinesischen Medizin unerfahrenen Therapeuten nicht statthaft ist, die angegebenen Punkte auf die Behandlung der Inkontinenz der Frau zu übertragen, da es hier unter anderem zu einer Beeinflussung der Regelblutung kommen kann.

6.7 Manuelle Therapie

Sollte sich die Kontinenz des Patienten durch alle bisher angeführten Therapieformen nicht einstellen, ist eine ergänzende manualtherapeutische Untersuchung und Behandlung in Erwägung zu ziehen.

Auf diesen Sachverhalt weisen de Coster und Pollaris in ihrem Buch „Viscerale Osteopathie" hin: „Jede Beweglichkeitsänderung im Bewegungsapparat im Sinne einer Hypo- oder Hypermobilität führt zu einer Funktionsstörung, die wiederum ein Krankheitsbild auslösen kann" (de Coster und Pollaris 1997).

Die gegenseitige Einflussnahme und Abhängigkeit verschiedener Funktionskreise ist bekannt und wird vielfältig therapeutisch und diagnostisch genutzt. Diese Überlegungen sind durch die zwischen Organ und Wirbelsäule bestehenden Reflexbögen begründet, die im Folgenden näher dargestellt werden. Andere mögliche Gründe einer persistierenden Inkontinenz, wie ein nicht intakter oder nicht funktionsfähiger Schließmuskel, sollten durch eine urologische Untersuchung vorher ausgeschlossen worden sein.

Erkrankungen der inneren Organe führen über das autonome Nervensystem zu einer Beeinflussung der Wirbelsäulensegmente, die dem betreffenden Organ zugeordnet sind. Die Organe stehen über das autonome Nervensystem mit dem Bewegungssystem in enger Beziehung. Wir unterscheiden den dorso-lumbalen Sympathikus (adrenergisches System) und als Antagonisten den kranio-sakralen Parasympathikus (cholinergisches System), wobei die vegetativen Funktionen von Zentren im Bereich der Formatio reticularis gesteuert werden.

Haut, Muskulatur, Gelenke und innere Organe sind durch den Einstrom ihrer jeweiligen Afferenzen in das Hinterhorn des Rückenmarks miteinander verknüpft. Auf der reziproken Einwirkungsmöglichkeit von den peripheren Auswirkungen (Head-Zonen der Haut, McKenzie-Zonen der Muskulatur) auf die Primärstörung beruhen eine Reihe therapeutischer Verfahren. Die Behandlung soll nicht nur die nach längerem Bestehen oft verselbstständigte Sekundärstörung behandeln, sondern zielt auf die Besserung oder Beseitigung der Primärstörung ab (de Coster und Pollaris 1997).

Um diese Zusammenhänge zu verstehen, müssen wir das sympathische und parasympathische Nervensystem etwas genauer betrachten.

Die Kerngebiete des Sympathikus liegen lateral im Seitenhorn der grauen Substanz des Rückenmarks im Bereich der Segmente C8 bis L2. Es werden ein efferenter und ein afferenter Schenkel unterschieden.

Die Axone des efferenten Schenkels des Sympathikus verlassen das Rückenmark durch die vordere Wurzel und gelangen in den sympathischen Grenzstrang. Dieser liegt beidseitig paravertebral, wobei die einzelnen Ganglien strickleiterförmig miteinander verbunden sind. Die präganglionären viszeromotorischen Fasern ziehen dann zu den Ganglien des Brust-, Bauch- und Beckenraumes.

Die Zellen der viszerosensiblen Neurone der afferenten Sympathikusfasern liegen im Spinalganglion. Im Hinterhornbereich sind die viszeralen und somatischen Afferenzen durch Interneurone verschaltet. Es entsteht einerseits eine viszerokutane Koppelung, andererseits haben die viszerosensiblen Fasern auch Kontakt mit den motorischen Zellgruppen des Vorderhorns des Rückenmarks. Aus diesem Grund können schmerzhafte Druckpunkte in der Muskulatur (Myogelosen, Triggerpunkte) sowie Kontrakturen der autochthonen, segmentalen Rückenmuskulatur entstehen.

Der Parasympathikus wirkt als Antagonist zum Sympathikus. Seine kranial gelegenen Zellen liegen im Mittel- und Rautenhirn, die Axone verlaufen mit einigen Hirnnerven in die Peripherie. Die parasympathischen Ganglien liegen in der Nähe des Erfolgsorgans. Die Beckenorgane werden vom sakralen Parasympathikus, dessen Zellen in der Substantia intermedia von S1 bis S4 liegen, innerviert.

Zusammenfassend kann gesagt werden, dass eine Reizung der viszerosensiblen Fasern des Sympathikus und Parasympathikus auf reflektorischem Wege zu segmentalen Funktionsstörungen einzelner, zugeordneter Bewegungssegmente der Wirbelsäule führt (Schwarz 1998).

Werden diese Bewegungssegmente manualtherapeutisch behandelt, kann diese Therapie durch die Behebung der Funktionsstörung der Segmente zu einer Unterbrechung der bestehenden erhöhten Erregung der beschriebenen Reflexbögen führen und dadurch auch die Kontinenz günstig beeinflussen. Im Zusammenhang mit der Inkontinenzbehandlung des Mannes sind die Wirbelsäulensegmente Th10 bis L2 zu untersuchen und gegebenenfalls zu behandeln.

Diese Therapie ist im Rahmen der Behandlung der Inkontinenz des Mannes unserer Meinung nach lediglich als eine begleitende Maßnahme zu verstehen, da hauptsächlich die primäre Ursache des ungewollten Urinverlusts behandelt werden sollte. Sie dient jedoch auch zur Senkung der sympathischen Reflexaktivität, die gerade in den ersten Wochen nach einer Operation und auch bei Patienten mit verstärkten Schmerzen erhöht ist, was kontraproduktiv für den Heilungsprozess und das Abklingen der Schmerzen ist. Durch Traktion, Translation und andere mobilisierende Techniken in den beschriebenen Segmenten der Wirbelsäule und den Rippen-Wirbelgelenken in demselben Bereich kann die erhöhte Aktivität des Sympathikus gesenkt werden (van den Berg 2001).

Ein weiterer Faktor, der im Rahmen der Inkontinenztherapie diskutiert wird, sind Blockierungen oder Fehlstellungen im Sakroiliakalgelenk und im Sakrococcygealgelenk. Treten in diesen Gelenken Abweichungen von der Normalposition auf, führt dies zu einer Beeinflussung der Beckenbodenmuskulatur. In Abhängigkeit von der Art der Fehlstellung werden einige Muskelanteile vermehrt unter Spannung gesetzt und andere entspannt, was zu Funktionsstörungen der Beckenbodenmuskulatur führen kann.

Wir sind der Meinung, dass dieser Zusammenhang aus drei Gründen eher für die Inkontinenzbehandlung der Frau von primärer Wichtigkeit ist, als für die Behandlung des Mannes:
▷ Die Inkontinenz des Mannes wird nicht durch eine mangelhafte Funktion der eigentlichen Beckenbodenmuskulatur hervorgerufen, sondern ist in der Regel

ein spezifisches Problem des, von dieser Muskulatur durch eine bindegewebige Zone getrennten, Musculus sphincter urethrae externus, der Harnblase oder des Nervensystems.
▷ Die Ursache der Inkontinenz des Mannes kann in der Regel gut nachvollzogen werden und ist nicht durch ein Funktionsdefizit der beschriebenen Gelenke begründet, sondern in der Regel die Folge einer Operation, einer Harnblasenerkrankung oder von Veränderungen im Nervensystem.
▷ Im Bereich der Orthopädie wird die Inkontinenz nicht als begleitender Faktor von Blockierungen, Hypermobilitäten, Hypomobilitäten oder Fehlstellungen der Sakroiliakalgelenke oder des Sakrococcygealgelenks beschrieben.

Trotzdem sollte auch bei männlichen Patienten mit persistierender Inkontinenz eine ergänzende Untersuchung und Behandlung der beschriebenen Gelenke erwogen werden.

Ist die Inkontinenz des Patienten nach einem Unfall oder einem Trauma zum erstenmal aufgetreten, müssen die beschriebenen Zusammenhänge jedoch vordergründig behandelt werden. Ein Sturz auf das Kreuz- oder Steißbein kann durch eine Schädigung des in diesem Bereich aus der Wirbelsäule austretenden N. pudendus oder der parasympathischen Nerven für eine Inkontinenz verantwortlich sein. Carriere (2001) beschreibt einen jungen Patienten, der nach einem Hocksprung ins Wasser unter folgenden Beschwerden litt: häufiges Urinieren, Prostataschmerzen, Prostatitis, Hodenschmerzen, vorzeitiger Samenerguss, Kokzygodynie und Schmerzen im Becken. Weist die Anamnese des Patienten auf die genannten Zusammenhänge hin, ist die allgemeine Therapie in jedem Fall durch die Behandlung des Nervengewebes, die Manuelle Therapie und viszerale Mobilisationen zu ergänzen. Es sei noch erwähnt, dass durch eine Operation wie die radikale Prostatektomie oder durch Harnblasenerkrankungen mit einem insgesamt erhöhten Spannungszustand, unter anderem auch der Faszien, im Unterleib zu rechnen ist. Diese Spannungen können mit mobilisierenden aktiven Bewegungen des Lenden-Beckenbereichs günstig beeinflusst werden. Als Beispiel für derartige mobilisierende Bewegungen können die Beckenpattern des PNF-Konzeptes, die Uhrzifferblatt-Übung aus der Feldenkrais-Therapie oder auch die hubfreie Mobilisation der Funktionellen Bewegungslehre nach Klein-Vogelbach genannt werden.

7 Aufbau und Gestaltung des Kontinenztrainings

Nachdem Sie nun alle wesentlichen Übungen kennengelernt haben, müssen diese Übungen in einen zeitlichen Rahmen gegliedert werden. Je nachdem, welchen Trainingsbereich wir betrachten, gilt es unterschiedliche Gesetzmäßigkeiten zu beachten.

Am Einfachsten ist die Einteilung der im vorhergehenden Kapitel beschriebenen Akupressur. Diese Therapie sollten der Patient oder der Therapeut an drei Tagen pro Woche durchführen. Die Uhrzeit wird je nach den persönlichen Vorlieben selbst bestimmt. Die Behandlung kann bei frisch operierten Patienten bereits in der Entzündungsphase der Wundheilung eingesetzt werden.

Die in Kapitel 6.2 beschriebenen Übungen für die Verbesserung der Sensomotorik sind in ihrer Effektivität durch die Konzentrationsfähigkeit bestimmt. Diese Übungen können mehrmals am Tage durchgeführt werden. Bemerkt der Patient jedoch, dass er unexakt und unkonzentriert übt, sollte er mit dem Training aufhören. Generell wird das Koordinationstraining nicht direkt nach einem Krafttraining durchgeführt, da die während des Krafttrainings stattfindende Ermüdung des Muskels die Koordinationsfähigkeit zeitweise herabsetzt. Die in Kapitel 6.5 aufgeführten Übungen der Aktivitäten des täglichen Lebens werden entweder durchgeführt, wenn es die Situation erlaubt und erfordert, oder dann bewusst geübt, wenn beim Trainieren kein Urinverlust auftritt und die Konzentrationsfähigkeit gut ist. Die Spannungsintensität ist, falls nötig, dem momentanen Stadium der Wundheilung anzupassen (s. Kap. 8).

Schwieriger ist die zeitliche Gliederung des Krafttrainings. Hier muss nicht nur der Trainingsreiz korrekt gestaltet, sondern auch die Pause zwischen den einzelnen Trainingseinheiten richtig gewählt werden. Folgen die Trainingsreize zu dicht aufeinander oder werden generell zu viele Übungen im Krafttrainingsbereich durchgeführt, kann dies zum Phänomen des Übertrainings führen. Der Schließmuskel wird hierdurch geschwächt, und der Urinverlust nimmt zu. Dieser Zustand kann 1 bis 3 Tage anhalten. Wird hingegen zu wenig trainiert, kommt es ebenfalls zu keinem Kraftzuwachs.

Während des Krafttrainings findet eine Ermüdung des Schließmuskels statt, sodass er am Ende des Trainings zunächst einmal geschwächt ist. Danach erholt sich der Muskel nach und nach von dem Training. Damit er auf die nächste Trainingssituation besser vorbereitet ist, versucht er sich an die erfolgte Belastung anzupassen und geht über das Ausgangsniveau heraus. Diese Phase wird in der Sportwissenschaft die Superkompensationsphase genannt. Es ist optimal, wenn der folgende Trainingsreiz den Gipfel der Superkompensationsphase trifft. Wir müssen dem Sphinkter die Zeit lassen, die er braucht, um diese Phase zu erreichen. Das Problem des ungewollten Urinverlusts ist für die Betroffenen sehr unangenehm, sodass der Patient in der Regel sehr motiviert ist, zu üben und leicht zu viel des Guten tut. Zwar ist im Bereich des Sports nur selten ein Übertraining durch isometrische Übungen zu beobachten, es muss jedoch die veränderte Situation der Patienten nach einer Operation beachtet werden. Sie neigen dazu, den folgenden Trainingsreiz bereits zu setzen, wenn der Muskel sich noch in der Erholungsphase befindet. Bei einigen unserer Patienten führte eine Reduzierung des Krafttrainings auf das von uns empfohlene Maß innerhalb von wenigen Tagen zu einer Halbierung des Vorlagenverbrauchs.

Wir stützen uns bei unseren Empfehlungen auf die wissenschaftlichen Untersuchungen von Hettinger (1993). Diese Untersuchungen wurden ebenfalls mit isometrischen Übungen durchgeführt, jedoch an Arm- und Beinmuskeln. Trotzdem können die gewonnenen Erkenntnisse als Ausgangspunkt für die Gestaltung des Krafttrainings des Musculus sphincter urethrae transversostriatus herangezogen werden. Hettinger konnte zeigen, dass bereits 30 Kontraktionen mit 70% der Maximalkraft und einer Haltedauer von 10 Sekunden pro Woche bei einem nicht operierten Trainingsanfänger ausreichen, um einen optimalen Kraftzuwachs auszulösen. Wir empfehlen daher, das Krafttraining mit 5 Kontraktionen pro Tag zu beginnen, und diese Anzahl innerhalb von zwei Monaten auf 15 Kontraktionen pro Tag zu steigern.

Der externe Schließmuskel der Harnröhre bekommt durch die zwangsläufigen Belastungen im täglichen Leben bestenfalls nachts die Entlastung, die für seine Regeneration notwendig ist. Man sollte gerade, wenn der Patient einen mit fortschreitendem Tagesverlauf zunehmenden Urinverlust bemerkt, das Krafttraining vorsichtig dosieren, da dieser Sachverhalt darauf hinweist, dass bereits durch die Alltagsbelastung eine Ermüdung des Sphinkters stattfindet. Diesen Patienten empfehlen wir, das Krafttraining erst abends durchzuführen, um keine zusätzliche Verschlimmerung des Urinverlusts im täglichen Leben durch die im Rahmen eines Krafttrainings auftretende Muskelermüdung auszulösen.

8 Physiotherapie bei Inkontinenz nach Prostata- oder Harnblasenkarzinom

Die Therapie der Patienten, bei denen ein Prostata- oder Harnblasenkarzinom diagnostiziert und eine radikale Prostatektomie oder eine Bestrahlung durchgeführt wurde, stellt die größten Anforderungen an den Physiotherapeuten. Die Zusammenhänge, die zu einer Inkontinenz nach einer Entfernung der Prostata oder der Blase führen, müssen analysiert und spezifisch behandelt werden. Die Damm- oder Bauchmuskulatur wurde je nach Operationsverfahren bei einer radikalen Prostatektomie durchtrennt, und der externe Sphinkter der Harnröhre ist zumindest durch die Anastomosennähte verletzt worden. Der Zustand der Gewebe nach einer Bestrahlung ist mit dem nach einer Verbrennung vergleichbar.

Merke

Neben der Pathologie, den Operationstechniken und anderen Therapieformen müssen daher die klassischen Phasen der Wundheilung betrachtet werden, um die Gestaltung der Therapie der frisch operierten Patienten an die Erfordernisse dieses Prozesses anzupassen.

8.1 Die klassischen Phasen der Wundheilung des Muskelgewebes

Die Therapie für frisch operierte Patienten muss sich an den klassischen Phasen der Wundheilung orientieren. Jede dieser Phasen hat ihre individuellen Ziele, die wir durch die Therapie unterstützen, bei falscher Auswahl oder Dosierung der

8.1 Die klassischen Phasen der Wundheilung des Muskelgewebes

Übungen aber auch behindern können. Es ist daher nötig, die klassischen Phasen der Wundheilung näher zu betrachten, um dann ein entsprechendes Therapiekonzept aufstellen zu können.

Der Körper hat im Rahmen der Evolution ein System entwickelt, das in der Lage ist, nahezu alle Verletzungen zu beheben. Wir können als Therapeuten versuchen, den Körper bei diesem Prozess zu unterstützen und die optimalen Bedingungen für die Wundheilung zu schaffen. Nach einer Operation wie der radikalen Prostatektomie ist der externe Schließmuskel zumindest durch die Anastomosennähte beeinträchtigt. Bei suprapubischem Zugang wird die Bauchmuskulatur durchtrennt und bei perinealem Zugang die Beckenbodenmuskulatur, sodass wir die Phasen der Wundheilung des Muskelgewebes der Gestaltung des Kontinenztrainings für frisch operierte Patienten zugrunde legen müssen. Der Heilungsprozess des Muskelgewebes wird in drei Phasen unterteilt:

▷ Entzündungsphase (0.–4. Tag)
▷ Proliferationsphase (5.–21. Tag)
▷ Umbauphase (ab dem 21. Tag).

8.1.1 Die Entzündungsphase

Die Entzündungsphase kann in eine vaskuläre Phase (0-48 Stunden) und in eine anschließende, zelluläre Phase unterteilt werden. In der vaskulären Phase versucht der Körper unter anderem, die beschädigten Gefäße so schnell wie möglich abzudichten, um sie wieder für den Baustoff-, Nährstoff- und Sauerstofftransport nutzen zu können. In dieser Phase ist es wichtig, die Vorgänge der Blutgerinnung (sympathische und durch Katecholamine bedingte Vasokonstriktion, Blutgerinnung durch weißen und roten Ausscheidungsthrombus) nicht zu stören. Nach etwa 48 Stunden überwiegen im Wundgebiet die klassischen Entzündungszeichen wie Tumor (Schwellung), Dolor (Schmerz), Calor (Erwärmung), Rubor (Rötung) und Functio laesa (gestörte Funktion).

In der zellulären Phase ist es nicht unsere Aufgabe, die physiologischen Entzündungszeichen zu unterdrücken, sondern den Heilungsprozess zu unterstützen. Der Körper ist auf die verstärkte Durchblutung angewiesen, um die benötigten

Arbeiten ausführen zu können, der Schmerz verhindert eine zu frühe Belastung des verletzten Gebietes (Steverding 2001).

Die Therapie besteht in dieser Phase aus begleitenden Maßnahmen wie der Aufklärung über die Anatomie des unteren Harntraktes, die Pathologie, das Operationsverfahren, den Aufbau des Kontinenztrainings sowie aus Atemtherapie, Stoffwechselgymnastik ohne Belastung des Operationsgebietes und Akupressur. Eine manuelle Behandlung der Wirbelsäulensegmente Th10 bis L2 und der Rippen-Wirbelgelenke in diesem Bereich führt zu einer Senkung der gesteigerten sympathischen Reflexaktivität, die für den Heilungsprozess kontraproduktiv ist (Steverding 2001).

Durch das Tragen des Katheters und die dadurch bedingte Vordehnung des Muskels ist es in dieser Phase kaum möglich, den Schließmuskel ohne eine Belastung des Wundbereichs anzuspannen.

8.1.2 Die Proliferationsphase

Die Entzündungszeichen klingen nun langsam ab und die verschiedenen Abwehr- und Fresszellen stellen ihre Aktivität nach und nach ein. Fibroblasten und Myoblasten beginnen mit der verstärkten Synthese von Bindegewebe und Muskelgewebe. Das Bindegewebe innerhalb des Muskelbauchs ähnelt weißen Spinnweben und ist sehr stabil. Es dient dem Muskel als mechanischer Schutz bei Dehnungen und Kontraktionen und sorgt für die Übertragung der Kraft auf die Sehne. Die Fibroblasten des Bindegewebes synthetisieren jedoch zunächst neue Kollagenfasern vom Typ 3 (retikuläre Fasern), die nur eine geringe Stabilität besitzen. Nach Verletzungen, die die Basalmembran beschädigten, wandeln sich Satellitenzellen des Bindegewebes in Myoblasten um und produzieren neues Muskelgewebe. Gemeinsam mit den Fibroblasten bilden sie die neue Basalmembran.

Für die Synthese sind ähnlich wie bei einer Baustelle bestimmte Stoffe nötig. Der Wundbereich ist auf eine gute Durchblutung angewiesen, um die Baustoffe für die Regeneration oder Reparatur zu erhalten. In dieser Phase sind daher alle Maßnahmen sinnvoll, die eine verbesserte Durchblutung zur Folge haben (van den Berg 1999).

8.1 Die klassischen Phasen der Wundheilung des Muskelgewebes

Leichte Reize durch vorsichtiges Bewegen und Belasten führen zu einer Ausrichtung der neu gebildeten Fasern in die Richtung ihrer späteren funktionellen Belastung und tragen dazu bei, überschießende bindegewebige Einwachsungen in das Muskelgewebe zu verhindern. Übungen für die Sensomotorik und zentrale Kontrolle sollten jetzt in das Übungsprogramm integriert werden. Die Übungen dürfen am Anfang jedoch lediglich mit 5 bis 10% der Maximalkraft durchgeführt werden. Das weniger belastbare Kollagen Typ 3 wird nach und nach durch das stabilere Kollagen Typ 1 ersetzt. Physiologische Crosslinks verstärken zusätzlich das Wundgebiet. Es muss jedoch bei der Gestaltung der Übungen bedacht werden, dass das neu synthetisierte Kollagen gegenüber schwachen Säuren, neutralen Salzlösungen und einem reduzierten pH-Wert löslich ist. Belastungen, die eine anaerob-laktazide Energiebereitstellung provozieren, sind wegen der negativen Einflüsse auf die Kollagensynthese als ungünstig anzusehen (Haas 2001). Daher müssen anaerobe Stoffwechselvorgänge mit Laktatbildung zunächst vermieden werden. Bereits bei einer isometrischen Anspannung mit 20% der Maximalkraft kommt es zu einer Gefäßkompression. Wird eine Belastungsintensität von 50 bis 60% der maximalen Kraft der betreffenden Muskulatur überschritten, ist keine intramuskuläre Durchblutung mehr möglich. Da die Durchblutung unterbrochen ist, muss der Muskel auf die anaerobe Energiebereitstellung zurückgreifen. Bereits bei einer Belastungsintensität von 30% dominieren bei isometrischen Anspannungen anaerobe Stoffwechselvorgänge (Hollmann und Hettinger 2000). Um die unerwünschte Laktatbildung in dieser Phase zu vermeiden, dürfen die Spannungen nur relativ kurz gehalten werden, da der Körper so zunächst über den anaeroben alaktaziden Stoffwechsel, also über das gespeicherte Adenosintriphosphat und Kreatinphosphat Energie bereitstellen kann. Die Pausendauer sollte relativ groß gewählt werden, um eine Resynthese der Phosphate zu ermöglichen. Bei dynamischer Arbeit steigt der Kreatinabbau etwa linear mit der muskulären Leistung an, unter statischen Bedingungen linear zur entwickelten Spannung.

Die Belastungsintensität der isometrischen Übungen sollte bis zum 16. Tag der Wundheilung 30% und bis zum 21. Tag 50% der Maximalkraft nicht überschreiten, um ein Zerreißen von frisch gebildeten Fasern und eine Beeinträchtigung der Wundheilung auszuschließen.

8.1.3 Die Umbauphase

Nach Muskelverletzungen Grad 1 (Zerrungen) ist ein Muskel nach etwa 14 Tagen wieder voll belastbar, nach Muskelverletzungen Grad 2 und 3 (Muskelfaserriss) nach drei bis sechs Wochen und nach Muskelverletzungen Grad 4 (komplette Ruptur) nach sechs bis 12 Wochen. Die Intensität der Anspannungen kann nun nach und nach – je nach dem Beschwerdebild des Patienten – vorsichtig gesteigert werden.

Die Durchtrennung der Bauch- oder Dammmuskulatur entspricht einer Muskelverletzung Grad 4. Inwieweit der Schließmuskel beim individuellen Patienten durch die Operation beeinträchtigt worden ist, kann durch uns nicht beurteilt werden. Es ist daher angeraten, vorsichtig zu sein.

> **Merke**
>
> Wir empfehlen Anspannungen mit maximaler Intensität erst durchzuführen, wenn die Operation acht Wochen zurückliegt. Treten Wundheilungsstörungen auf oder musste eine erneute Eröffnung im Bereich der Nahtstelle vorgenommen werden, sind die angegebenen Zeiten entsprechend zu verlängern.

8.2 Kontinenztraining für frisch operierte Patienten

Optimal ist es, wenn der Patient bereits vor der Operation die Übungen für die Wahrnehmung des Schließmuskels durchführt und einige der sensomotorischen Übungen erlernt. Er ist zu diesem Zeitpunkt noch nicht durch die Operation und die Nachwirkungen der Narkose geschwächt, und es sind in der Regel keine oder nur wenig Schmerzen vorhanden. Die Sensibilität des Patienten ist daher vor der Operation besser als direkt danach. Nach dem Entfernen des Katheters kann der Patient dann sofort auf die bereits vorhandenen Bewegungserfahrungen aufbauen. Carriere (2001) berichtet von einer am Kaiser Foundation Hospital in Los Angeles durchgeführten Studie, die zeigen konnte, dass Patienten, die vor der Operation zweimal physiotherapeutisch behandelt worden waren, ihre Kontinenz früher als die Kontrollgruppe wiedererlangten.

8.2.1 Therapie in der Entzündungsphase bzw. bis zum Entfernen des Katheters

▷ Aufklärung des Patienten über die Anatomie, Physiologie und Pathophysiologie des unteren Harntraktes und Erläuterung der Ziele des Kontinenztrainings
▷ Akupressur
▷ Atemtherapie
▷ allgemeine Stoffwechselgymnastik ohne Belastung des Operationsbereiches
▷ Manuelle Therapie der Wirbelsäulensegmente Th 10 bis L 2 und der Rippen-Wirbelgelenke in diesem Bereich zur Senkung der sympathischen Reflexaktivität.

8.2.2 Therapie in der Proliferationsphase

Der Schließmuskel der Harnröhre ähnelt im geschlossenen Zustand einer Irisblende. Durch das Legen des Katheters findet eine Vordehnung des Gewebes statt. Wird der Muskel bei liegendem Katheter angespannt, ist eine stärkere Belastung des Wundbereichs zu vermuten, als dies bei einem nicht vorgedehnten Muskel der Fall ist. Wir empfehlen in dieser Zeit äußerste Vorsicht und allenfalls ganz leichte Kontraktionen mit geringer Kraft. Gesicherte Studienergebnisse liegen zur Zeit (Stand: 2001) nicht vor.

Nach dem Entfernen des Katheters können die Übungen der Entzündungsphase durch folgende Übungen erweitert werden:

▷ W1, W2, W3, W4 und W5 mit vorsichtiger, schmerzfreier Anspannung
▷ D1 mehrmals am Tag
▷ Anspannen mit wenig Kraft bei Bewegungen, die keinen Druck auf die Blase ausüben, wie in Kapitel 6.5.2 beschrieben
▷ ST1, ST2, ST3, ST4; diese Übungen sollten in der zweiten Wochen nach der Operation nur mit bis zu 30% und in der dritten Woche bis 50% der maximal möglichen Kraft durchgeführt werden
▷ KT3 etwa ab dem 16. postoperativen Tag; dabei mit einer Haltedauer von maximal 5 Sekunden beginnen und innerhalb von zehn Tagen allmählich auf 20 Sekunden steigern. Die Pausen zwischen den einzelnen Übungen sollten lang sein.

8.2.3 Therapie in der Umbauphase

Das komplette Programm kann jetzt durchgeführt werden. Die maximale Belastung wird innerhalb der vierten Woche nach der Operation bis auf 70% gesteigert. Wenn die Operation acht Wochen zurückliegt, kann der Patient in der Regel mit voller Kraft anspannen.

Das Kontinenztraining muss, wie bereits beschrieben, langsam und vorsichtig gesteigert werden. Zu frühe Belastungen können den Heilungsprozess empfindlich stören. Es gilt zu bedenken, dass eine einmal ungünstig verlaufene Wundheilung nicht wieder rückgängig gemacht werden kann. Eine starke Atrophie des Schließmuskels ist, bei spätem Trainingsbeginn, unserer Meinung nach nicht zu befürchten, da auch bei Patienten, die aus nicht urologischen Gründen mehrere Wochen einen Katheter tragen mussten, nach dessen Entfernung, keine Inkontinenz beobachtet wird, obwohl keine Übungen für den Sphinkter durchgeführt worden sind. Durch das Tragen des Katheters und die Operationstechnik hat sich das Blasenvolumen in der Regel verkleinert, und auf Grund der Wunde reagiert das Blasengewebe sensibler auf den intravesikalen Druck, sodass der Harndrang bereits bei einer geringeren Urinmenge ausgelöst wird. Um die Blasenkapazität zu steigern, ist das in Kapitel 10 beschriebene Blasen- und Toilettentraining auch für frisch operierte Patienten prinzipiell sinnvoll. Es können mehrere Wochen vergehen, bis die Blase wieder eine ausreichend große Urinmenge speichern kann.

Die Zusammenhänge, die im Rahmen der Therapie für Patienten mit einer Urgeinkontinenz beschrieben werden, gelten mit gewissen Einschränkungen auch für die durch die Operation gereizte Blase nach radikaler Prostatektomie.

Der Patient sollte darüber informiert werden, dass er die Übungen des Kontinenztrainings im Durchschnitt etwa sechs Monate durchführen muss, bis sich eine ausreichende Kontinenz einstellt.

Das beschriebene Programm gilt auch für Patienten nach Anlage einer Neoblase. Prinzipiell gibt es keine speziellen Übungen für diese Patientengruppe, da das Training des Schließmuskels nicht anders gestaltet werden muss, als bei Patienten, die noch über ihre normale Harnblase verfügen. Die Gesamtsituation der Patienten stellt sich natürlich anders da. Die afferente Meldung der Harnblase an das ZNS, die den Harndrang auslöst, kann von dem Dünndarmgewebe, aus dem die Neoblase besteht, nicht abgegeben werden. Die Patienten entwickeln erst nach und nach ein Gefühl für den Füllungszustand der Neoblase. Im Vergleich zu den Patienten, die noch ihre reguläre Blase besitzen, zeigen die Patienten mit einer Neoblase nachts häufig einen größeren und am Tage einen geringeren Urinverlust. In der Nacht fehlt den Patienten wahrscheinlich die Druckmeldung zum ZNS, die beim Drehen auf den Bauch oder die Seite und die dadurch erfolgende Erhöhung des intraabdominellen Drucks von der Blase abgegeben wird. Es ist anzunehmen, dass diese Druckafferenz normalerweise zu einer unbewusst gesteuerten Tonuserhöhung des Schließmuskels führt. Für das Dünndarmgewebe ist dieser Druck ungefährlich. Da hier kein ungewollter Verlust möglich ist, ist eine entsprechende Meldung an das ZNS nicht nötig.

Wir können durch die folgende Übung versuchen, eine Neukopplung von Druck auf die Neoblase und Erhöhung der Spannung im Schließmuskel der Harnröhre im Gehirn „einzuprogrammieren":

N1: Übung für Patienten nach einer Neoblasenanlage

Der Patient legt seine Hände flach auf den Unterbauch oberhalb der Symphyse. Er drückt nun wiederholt leicht auf den Bauch und spannt in dem Moment, in dem der Druck aufgebaut wird, den Schließmuskel für die Harnröhre mit 10 bis 20% seiner Kraft an. Der Patient übt zunächst mit leerer und später mit gefüllter Neoblase. Er muss diese Übung sehr häufig wiederholen, damit die Anspannung ins Unterbewusstsein übergeht.

Am Tage bedeutet der fehlende Grundtonus, den die reguläre Blase aufweist, eine Erleichterung für den Schließmuskel.

Patienten nach einer Bestrahlung der Harnblase oder der Prostata sind generell wie frisch operierte Patienten zu behandeln. Man kann die Situation des Schließmuskels bzw. der Blase nach der Radiatio mit dem Zustand nach einer Verbrennung vergleichen. Sollten Unsicherheiten bezüglich der Dosierung der Intensität bestehen, ist eine Absprache mit dem behandelnden Arzt zu empfehlen.

9 Die physiotherapeutische Behandlung der Urgeinkontinenz

Die Urgeinkontinenz wird nicht durch ein Funktionsdefizit des Musculus sphincter urethrae externus ausgelöst, sondern durch eine Pathologie der Blase. Dennoch können wir durch eine physiotherapeutische Behandlung auch auf diese Form der Inkontinenz einwirken.

Die Urgeinkontinenz ist dadurch gekennzeichnet, dass die Blase zu sensibel reagiert oder zu aggressiv arbeitet (sensorische oder motorische Dranginkontinenz). Die Patienten spüren einen verstärkten, frühen Harndrang, der zu einer Detrusorspannung führt, oder es wird eine ungewollte Detrusorkontraktion beobachtet, die vom Patienten nicht mehr kontrolliert werden kann.

Die physiotherapeutische Behandlung der Dranginkontinenz beruht auf der Fazilitation des Perineodetrusor-Inhibitionsreflexes. Durch diesen Reflex kann über die Anspannung der Beckenboden- und Schließmuskulatur die gesteigerte Aktivität der Blase beeinflusst und gedämpft werden. Es können alle im Kontinenztraining beschriebenen Übungen zu diesem Zweck durchgeführt werden, wobei das Krafttraining besonders zu empfehlen ist, da intensive Anspannungen den Perineodetrusor-Inhibitionsreflex am deutlichsten auslösen.

Carriere (2001) beschreibt die so genannten „quick flicks" als in diesem Zusammenhang besonders wirkungsvolle Übungen. Es handelt sich hierbei um schnelle und intensive Kontraktionen der Beckenbodenmuskulatur, die unserer Übung KT 1 entsprechen.

Zusätzlich versetzt eine Kräftigung der Schließmuskulatur den Patienten in die Lage, die aggressiv arbeitende Blase besser kontrollieren zu können.

Die Behandlung kann nach der Abklärung der Ursachen der Urgeinkontinenz und in Absprache mit dem behandelnden Arzt durch die Therapieformen Elektrotherapie, Interferenz-Regulationstherapie, Bindegewebsmassage, Fußreflexzonenmassage, viszerale Osteopathie, manuelle Therapie der Wirbelsäulensegmente Th10 bis L2 einschließlich der Rippen-Wirbelgelenke in diesem Bereich, autogenes Training oder die progressive Muskelrelaxation nach Jacobson ergänzt werden (alle diese Therapieformen zufriedenstellend zu erklären, würde den Rahmen dieses Buches sprengen).

Das im folgenden Kapitel beschriebene Blasentraining und Miktionsprotokoll ist auch für Patienten, die an einer Dranginkontinenz leiden, sinnvoll.

10 Physiotherapie bei Inkontinenz nach Apoplex, Multipler Sklerose, Parkinson-Syndrom, Demenz und Diabetes mellitus

Bei diesen Patienten ist eine Inkontinenz regelmäßig als Begleiterscheinung der primären Erkrankung zu verzeichnen. Die Ursachen für die Inkontinenz liegen im Rahmen dieser Krankheitsbilder primär oder sekundär im Bereich des zentralen oder peripheren Nervensystems. Aus diesem Grund ist der Fokus der Therapie auf andere Behandlungsformen gerichtet, als bei den frisch operierten Patienten oder den Patienten, die eine Urgeinkontinenz aufweisen.

Bei alten Menschen sind zerebrale Veränderungen physiologisch. Die Abnahme der Synapsen, der Rezeptorendichte und Rezeptorenfunktionalität sowie die folgende Veränderung der Transmitterkonzentration und der Transmitterzusammensetzung beeinflussen die Fähigkeit zur Inhibition der Blasenkontraktion. Der durch den intravesikalen Druck ausgelöste Harndrang kann durch die fehlende Fähigkeit der Inhibition nicht unter Kontrolle gehalten werden. Es kommt zum ungewollten Harnabgang.

Im Alter ist auch eine Veränderung des Detrusor vesicae selbst physiologisch. Eine fortgeschrittene Degeneration führt zu einer idiopathischen Dranginkontinenz, die in einer Übererregbarkeit des Blasenmuskels mit Instabilität resultiert.

Auch nach einem Apoplex kommt es zu einer Beeinträchtigung der zerebralen Hemmung, die gerade im Anfangsstadium gut zu behandeln ist. Man spricht von einer supraspinalen Reflexinkontinenz oder einer ungehemmten neuropathischen Blase.

Durch den Markscheidenzerfall in allen Teilen des Nervensystems, die bei der Multiplen Sklerose zu beobachten ist, kommt es zu Ausfällen von Hirnnerven und dadurch zu Störungen der motorischen und sensiblen Funktionen.

Beim Parkinson-Syndrom führt der mangelnde inhibitorische Effekt der Basalganglien auf den Miktionsreflex zu einer ungehemmten neurogenen Blase, die sich urodynamisch in einer Detrusorhyperreflexie darstellt.

Ursache der Inkontinenz bei Diabetes mellitus ist die Degeneration von Nervenfasern durch die Zuckererkrankung. Neben der Verschlechterung der Harnblasenentleerung gibt es immer wieder hyperreflexive Formen der Harnblasenentleerungsstörung mit motorischer Dranginkontinenz, die durch imperativen Harndrang, Polyurie und Nykturie gekennzeichnet ist.

Viele dieser Patienten haben Schwierigkeiten, die Toilette schnell genug zu erreichen, wenn der Harndrang einsetzt. Grund hierfür kann - in Kombination mit der fehlenden Fähigkeit zur Inhibition der Harnblase - eine behinderte Lokomotion sein oder auch einfach das Problem, die Kleidung nicht schnell genug öffnen zu können. Im Rahmen unsere Therapie sollten wir natürlich auch versuchen, diese Defizite im Rahmen der Behandlung zu verbessern. Häufig haben die Patienten die Fähigkeit verloren, den Harnblasenrhythmus dem Lebensrhythmus unterzuordnen. Da diese Fähigkeit fehlt, müssen die Patienten den Lebensrhythmus dem Harnblasenrhythmus unterordnen. Um diesen Rhythmus erkennen zu können, muss zunächst ein Miktionsprotokoll angefertigt werden (Abb. 10.1).

Es werden sechs bis acht Harnblasenentleerungen pro Tag als normal beschrieben. Ein Überschreiten von zehn bis 12 Miktionen pro Tag wird als problematisch angesehen. Die normale Harnblasenfüllung bis zur Entleerung liegt durchschnittlich zwischen 250 und 400 ml. Die Urinmenge sollte nicht kleiner als 150 ml und nicht größer als 600 ml sein.

Es wird in der Regel schnell deutlich, dass die Zeiten der Toilettengänge der Betroffenen konstant sind und die Miktionsintervalle und die Miktionsvolumina bestimmt werden können. Der Patient muss nun einen festen Rhythmus erlernen, nach dem er die Toilette aufsucht (Toilettentraining). Dieser Rhythmus sollte so gewählt werden, dass gerade noch kein Harndrang auftritt. Der Patient muss solange angeleitet und unterstützt werden, diesen Rhythmus einzuhalten, bis er selbstständig dazu in der Lage ist.

Auch bei diesen Patienten ist die vollständige Kontinenz unser Ziel. Gelingt dies auch nach einer längeren Therapiephase nicht, müssen wir uns mit der „sozialen Kontinenz" (trocken mit dem Einsatz von Hilfsmitteln) zufrieden geben. Manche pflegebedürftige oder schwer kranke Patienten werden diesen Stand nur erreichen, wenn sie Hilfe von Angehörigen oder dem Pflegepersonal erhalten. Man spricht in diesem Fall von der „abhängigen Kontinenz".

Miktionsprotokoll

Name:.. Datum:............................

Uhrzeit	Trink-Volumen (ml)	Urin-Volumen (ml)	Harndrang ja/nein	Schmerzen ja/nein	Urinverlust	Vorlagen-wechsel
01.00						
02.00						
03.00						
04.00						
05.00						
06.00						
07.00						
08.00						
09.00						
10.00						
11.00						
12.00						
13.00						
14.00						
15.00						
16.00						
17.00						
18.00						
19.00						
20.00						
21.00						
22.00						
23.00						
24.00						

Abb. 10.1 Miktionsprotokoll.

Diese Patientengruppen können prinzipiell alle aufgeführten Übungen des Kontinenztrainings durchführen. Welche Übungen aus dem Gesamtprogramm für den einzelnen Patienten sinnvoll sind, muss individuell erwogen werden. Auch die für die Behandlung der Urgeinkontinenz beschriebenen ergänzenden Therapieformen können zum Einsatz kommen.

Im Rahmen des Diabetes mellitus kommt es häufig zu einer akontraktilen neurogenen Blasenstörung, die ein herabgesetztes Blasengefühl und eine resultierende Blasenüberdehnung zur Folge hat. Der Patient muss daher versuchen, seine Blase regelmäßig entsprechend der Uhrzeit zu entleeren. Hilfreich ist es, die Entleerung durch die Bauchpresse, suprapubischen Druck mit der Hand (Credéscher Handgriff) und eventuell eine Bauchbinde zu unterstützen. Durch mehrfaches Wiederholen der Manöver kann die Restharnmenge auf ein akzeptables Maß reduziert werden. Dabei ist allerdings darauf zu achten, dass im weiteren Verlauf durch die Druckerhöhung in der Harnblase keine Nierenschädigungen auftreten. Der Patient sollte auf der Toilette sitzen, was das freie Absinken des Beckenbodens begünstigt, das der Entleerung normalerweise vorangeht und einen verschließenden Druck auf die hintere Urethra verhindert (Füsgen und Melchior 1997).

11 Die Behandlung der Überlauf- und Reflexinkontinenz

Diese Formen der Inkontinenz werden zu einem Kapitel zusammengefasst, weil es im Rahmen unseres Kontinenztrainings keine speziellen physiotherapeutischen Konzepte für diese Patientengruppen gibt. Der Schwerpunkt der Therapie liegt in den Händen des Arztes bzw. bei der psychogenen Inkontinenz in denen des Psychologen oder des Psychiaters. Aber auch die Behandlung dieser Formen der Inkontinenz kann durch eine physiotherapeutische Therapie unterstützt werden.

Prinzipiell können unterstützend alle Übungen des Kontinenztrainings eingesetzt werden. Welche der Übungsformen im Einzelfall sinnvoll sind, muss vom Therapeuten anhand der individuellen Situation des Patienten beurteilt werden.

Die Übungsbehandlung kann häufig durch das Blasen- und Toilettentraining ergänzt werden, das anhand des Miktionprotokolls erstellt wurde.

Die Akupressur kann eine sehr sinnvolle Erweiterung der ärztlichen und psychologischen Therapie sein.

Auch bei diesen Patienten kann die Therapie durch die Behandlungsformen Elektrotherapie, Interferenz-Regulationstherapie, Bindegewebsmassage, Fußreflexzonenmassage und viszerale Osteopathie ergänzt werden.

12 Die Behandlung von Patienten mit Schmerzsymptomatik

Um diese Patientengruppe behandeln zu können, müssen wir zunächst die Prozesse, die für die Entstehung des Schmerzes verantwortlich sind, näher betrachten. Auf der Erkenntnis der Mechanismen der Schmerzentstehung und ihrer möglichen Behandlung baut sich das Therapiekonzept für Patienten mit verstärkten Schmerzen auf.

12.1 Schmerzphysiologie

Um den Patienten korrekt behandeln zu können, müssen zwei prinzipiell verschiedene Arten des Schmerzes unterschieden werden. Gifford (2000) unterteilt den Schmerz in einen biologisch angepassten und einen maladaptiven, unangepassten Schmerz.
Viele andere therapeutische Herangehensweisen betrachten den Schmerz eindimensional als ein rein sensibles Geschehen. Im Bereich der Schmerztherapie ist jedoch schon lange bekannt, dass es sich um ein dreidimensionales Geschehen handelt, denn neben der sensiblen müssen auch die kognitive und die affektive Dimension des Schmerzes berücksichtigt werden. In der sensiblen Dimension zeigen sich Lokalisation, Qualität, Art und Intensität des Schmerzes. In der kognitiven Dimension beeinflusst der Schmerz unsere Gedanken. Die affektive Dimension des Schmerzes spiegelt unsere Emotionen wieder.
Betrachten wir zunächst den biologisch angepassten Schmerz etwas näher.

Dieser Schmerz ist kein Fehler des Körpers, sondern eine sehr sinnvolle Reaktion auf die im Körper aufgetretene Verletzung. Er signalisiert, dass ein Defekt vorliegt und das betroffene Gebiet nicht belastet werden darf. Andere Menschen werden durch das schmerzbedingte Verhalten des Betroffenen angeregt zu helfen, und der Schmerz wirkt so als Motor des Heilungsverhaltens des Körpers. Übergehen der Therapeut oder der Patient die Schmerzsignale und belasten den Wundbereich intensiver, als es die Schmerzgrenze signalisiert, kann dadurch der Heilungsprozess empfindlich gestört werden. Dies ist besonders leicht möglich, wenn der Patient Schmerzmedikamente einnimmt. Das Warnsystem des Körpers wird so ausgeschaltet, und eine beginnende Überlastung der heilenden Struktur kann vom Patienten erst verspätet registriert werden. Nimmt der Patient schmerzmindernde Medikamente, muss besonders vorsichtig therapiert werden.

Bestehen nach einer Operation oder aus anderen Gründen starke Schmerzen, können die Übungen des Kontinenztrainings nur eingeschränkt durchgeführt werden. Der Patient kann seinen Schließmuskel durch die die Wahrnehmung überlagernden Schmerzimpulse nur schwer im Körper erfühlen. Aus dem gleichen Grund sind auch sensomotorische Übungen kaum sinnvoll durchzuführen. Intensivere Anspannungen im Sinne eines Krafttrainings führen häufig zur Verstärkung der Schmerzen. Bevor wir mit dem eigentlichen Kontinenztraining beginnen können, müssen wir daher versuchen, die Schmerzen des Patienten auf ein akzeptables Maß zu reduzieren. Durch die physiotherapeutische Behandlung können wir auf natürlichem Weg auf verstärkte, biologisch angepasste Schmerzen einwirken und damit den Zeitraum bis zum Einsatz des Kontinenztrainings verkürzen.

Bereits Mitte der 60er Jahre wurde durch die Arbeiten von Melzack und Wall bekannt, dass es möglich ist, durch die Reizung bestimmter Rezeptoren im Gewebe, die Weiterleitung von Schmerzsignalen zu hemmen, die über die dünnen, unmyelisierten Fasern zum Gehirn erfolgt. Diese Hemmung kann durch die Stimulation von Rezeptoren erreicht werden, die ihre Informationen über dicke, myelinisierte Fasern zum Gehirn senden. Dieser Mechanismus (gate control) kann nur therapeutisch eingesetzt werden, wenn es sich um einen biologisch angepassten Schmerz handelt. Die über dicke myelinisierte Fasern leitenden Rezeptoren finden wir in der Haut und Subkutis, im Muskelgewebe und in der Gelenkkapsel. Die Rezeptoren in der Haut und der Subkutis reagieren auf Druck-, Berührungs- und Vibrationsreize. Druck- und leichte Dehnungsreize aktivieren die Rezeptoren im Muskelgewebe. Die dynamischen Mechanorezeptoren im tiefen Teil der Gelenkkapsel werden durch die Bewegung des Gelenks stimuliert (van den Berg 2001).

> **Merke**
> Eine Erregung der dünnen, unmyelinisierten Fasern ist in jedem Fall kontraindiziert.

Der oben dargestellte verstärkte, aber biologisch angepasste Schmerz muss von einem maladaptiven, unangepassten Schmerz unterschieden werden, den wir im Folgenden kurz beschreiben möchten:

Unter maladaptiven Schmerzen verstehen wir chronische Schmerzen, die fortbestehen, obwohl der Heilungsprozess im Gewebe bereits abgeschlossen oder zumindest sehr weit vorangeschritten ist. Die Entstehungsmechanismen für diese Schmerzen sind noch nicht endgültig erforscht. Gifford (2000) hat dieses Phänomen in einer Weise erklärt, aus der sich sinnvolle Konsequenzen für die Physiotherapie ableiten lassen.

Das aus der Stressbiologie übernommene Modell des reifen Organismus, von dem Gifford ausgeht, beschreibt den erwachsenen Menschen als ein System, das ständig aus seinen Körpergeweben, seiner Umwelt und seiner Erinnerung Proben zieht und diese miteinander verrechnet. Hieraus können Veränderungen der Physiologie des Körpers und eine Verhaltensänderung hervorgehen. An den Veränderungen sind das vegetative Nervensystem, das somatomotorische System, das neuroendokrine System und das Immunsystem beteiligt, die durch das Zentralnervensystem kontrolliert und koordiniert werden. Das Zentralnervensystem und nicht die anatomische Veränderung im Zielgebiet steht daher bei pathologischen Schmerzmechanismen im Vordergrund.

Die Schmerzmechanismen können in afferente Mechanismen, Verarbeitungsmechanismen und efferente Mechanismen unterteilt werden.

▷ Zu den afferenten Mechanismen gehören die nozizeptiven Mechanismen, die peripher neurogenen Mechanismen und die humoralen/immunologischen Mechanismen.

▷ Die Verarbeitungsmechanismen können in die ZNS-Plastizität und Schmerzerinnerung sowie die affektiven und kognitiven Mechanismen unterteilt werden.
▷ Zu den efferenten Mechanismen zählen die somatomotorischen Efferenzen, die vegetativen Efferenzen, die neuroendokrinen Efferenzen, die neuroimmunologischen Efferenzen, die absteigenden Schmerzkontrollsysteme und die antidromen Impulse und neurogenen Entzündungen (Gifford 2000).

Durch diese Aufzählung wird deutlich, wie viele Areale und Gewebe unseres Körper an dem Schmerzmechanismus beteiligt sind. Bei den biologisch angepassten Schmerzen liegt die primäre Ursache im Wundbereich, während bei den maladaptiven Schmerzen die oben aufgeführten Bereiche selbst zur Schmerzursache werden können. Tritt eine Schädigung des Gewebes auf, wird bei einem biologisch angepassten Schmerz der Reiz solange empfunden, wie die Schmerzimpulse gesendet werden. Wird der Schwellenwert der Schmerzfasern überschritten, werden die Impulse weitergeleitet. Durch eine Entzündung bilden sich im Gewebe verschiedene Substanzen und Zellen, die die Nozizeptoren sensibilisieren können. Die neurogene Komponente der Entzündung wird vor allem über die C-Fasern und die postganglionären sympathischen Fasern vermittelt. Auch die postganglionären sympathischen Fasern selbst setzen Substanzen frei und stimulieren das Freisetzen von Substanzen aus anderen Geweben. Ist der Heilungsvorgang abgeschlossen, klingen diese Prozesse ab. Verschwinden die Schmerzen nach abgeschlossenem Heilungsprozess nicht, kann die Schmerzursache in andere Gewebe verlagert worden sein oder sich auf andere Art verselbständigt haben. Einige dieser Mechanismen möchten wir kurz anführen:

Durch eine Verletzung kann die Sensibilität eines Axons dauerhaft verändert werden, wodurch es abhängig von der Art der Rezeptoren sensibler für mechanische, hormonelle und chemische Reize werden kann. Es gelangen falsche Informationen zum Zentralnervensystem, die dort zu dauerhaften Veränderungen führen. Eine solche Nervenverletzung ist im Rahmen einer Operation oder eines anderweitig auftretenden Traumas möglich.

Treffen nozizeptive Impulssalven aus einem verletzten Gewebe auf die Hinterhornzellen, gehen diese in einen Zustand vermehrter Erregung über. Dieses erhöhte Erregungsniveau normalisiert sich in der Regel nach der Beendigung des Heilungsprozesses. Sinkt das Erregungsniveau nach erfolgter Heilung jedoch nicht ab, ist dies eine mögliche Ursache für die Entstehung chronischer Schmerzen. Der Grund für das dauerhaft erhöhte Erregungsniveau kann eine Störung der hemmenden Einflüsse auf die Hinterhornzelle sein. Der Schmerzmechanismus ist durch diesen Prozess vom Ort der Verletzung ins Zentralnervensystem gewandert.

Durch starke und anhaltende afferente Schmerzimpulse bilden sich im ZNS permanente Bahnen aus, die auch nach abgeschlossenem Heilungsprozess bestehen bleiben. Es wird von einem somatomotorischen Gedächtnis oder der Schmerzerinnerung gesprochen. Diese Bahnen sind mit den Spurrillen auf der Autobahn vergleichbar oder mit Loipenspuren im Schnee. Die Schmerzen können auf der angelegten Bahn besser und leichter weitergegeben werden, was ihr Abklingen verhindert.

Alle Prozesse, die mit der Schmerzwahrnehmung in Zusammenhang stehen, werden durch Gedanken und Gefühle beeinflusst. Ein lang anhaltendes Schmerzsyndrom löst häufig eine depressive Stimmungslage aus, die die sympathischen, neuroendokrinen und neuroimmunologischen Funktionen und das Verhalten des Patienten beeinflussen. Die depressive Stimmungslage führt oft zu einem Verhalten, das dem Heilungsprozess entgegenwirkt. Der Patient verliert die Motivation zum Üben und verfällt häufig in eine ungesunde Lebensweise (Alkohol, schlechte Ernährung, Rauchen). Die sympathische Reflexaktivität ist gesteigert, die neuroendokrinen und neuroimmunologischen Mechanismen sind gehemmt. Der Heilungsprozess wird durch diese Faktoren behindert und die Ausbildung chronischer Schmerzzustände unterstützt.

Durch Schmerzen kommt es in der Regel zu einer Tonuserhöhung im entsprechenden Gewebe. Bei Menschen, die an chronischen Schmerzzuständen leiden, scheint die Wahrnehmung für den Muskeltonus eingeschränkt zu sein, und sie reagieren bei gleichem Reiz mit höherem Muskeltonus als der Gesunde. Dieser erhöhte Muskeltonus kann selbst wieder eine Ursache für erhöhte Schmerzen darstellen. Auch der Muskeltonus wird stark von unseren Gedanken und Gefühlen beeinflusst, was bei der Therapie berücksichtigt werden sollte.

Die Sekretionen des sympathischen Nervensystems sind an der Entstehung und Erhaltung von Schmerzen im Gewebe beteiligt, sodass das sympathische Nervensystem bei allen Schmerzzuständen eine Rolle spielt. Das System befindet sich in einem Zustand der Erregung, durch den neben den sekretorischen Prozessen auch eine, der Heilung des Gewebes abträgliche, Vasokonstriktion ausgelöst wird. Auch die sympathische Aktivität kann sehr leicht durch Gedanken und Gefühle beeinflusst werden. Dieser Sachverhalt sollte bei der Gestaltung der Rahmenbedingungen der Behandlung unbedingt beachtet werden.

Betrachten wir die Hormone im Zusammenhang mit den Schmerzmechanismen, so fällt auf, dass sie erst über den Blutweg zu den entsprechenden Geweben kommen müssen und die Reaktionszeiten daher deutlich länger sind. Eine Stressreaktion wird durch die über die Hypothalamus-Hypophysen-Nebennieren-Achse ausgeschütteten Glukokortikoide ermöglicht. Positiv ist diese Reaktion bei kurzen, schnell zu überwindenden Stresssituationen. Bei durch permanenten Stress länger andauernder erhöhter Glukokortikoidkonzentration werden die Gewebe geschädigt und die Heilungsprozesse beeinträchtigt (Gifford 2000).

Um einen biologisch angepassten und einen maladaptiven Schmerz unterscheiden zu können, ist es notwendig, die normalen Heilungsabläufe und die Dauer der unterschiedlichen Heilungsphasen zu kennen. Passen die Schmerzen des Patienten nicht zu den erwähnten Erkenntnissen der Wundheilung (s. Kap. 8) und ist eine ärztliche Abklärung in Richtung einer Infektion oder einer gestörten Wundheilung erfolgt, müssen wir einen maladaptiven Schmerz vermuten. Bei der Therapie wird in diesem Fall eine Veränderung der Gedanken, Gefühle und Einstellungen des Patienten im Vordergrund stehen.

12.2 Physiotherapieprogramme für Patienten mit verstärkten Schmerzen

Wie bereits beschrieben, müssen wir zunächst beurteilen, ob es sich bei den Schmerzen des Patienten um einen biologisch angepassten oder einen maladaptiven Schmerz handelt. Hierfür ist es notwendig, die im Kapitel 8 beschriebenen Wundheilungsphasen zu kennen und Rücksprache mit dem behandelnden Arzt zu halten.

12.2.1 Physiotherapiekonzept für Patienten mit biologisch angepassten Schmerzen

Bestehen starke Schmerzen, ist der Patient in der Regel nicht in der Lage, seinen Schließmuskel differenziert anzuspannen. Zum Einen ist die Wahrnehmung durch die starken Schmerzsignale behindert und zum Anderen führt ein Anspannen des Sphinkters häufig zu einer Schmerzverstärkung, die jedoch kontraindiziert ist. Das in Kapitel 6 beschriebene Kontinenztraining kann im Wesentlichen also erst durchgeführt werden, wenn die Schmerzen auf ein vertretbares Niveau gesunken sind. Patienten, die einen biologisch angepassten, aber deutlich verstärkten Schmerz verspüren, kann durch die Stimulierung von über dicke, myelinisierte Fasern mit dem Gehirn verbundenen Rezeptoren geholfen werden. Diese in der Haut, der Subkutis und dem Muskelgewebe sitzenden Rezeptoren können durch Druck-, Berührungs-, Vibrations- und Dehnungsreize erregt werden. Diese Stimulation kann durch leichte und vorsichtige Massage der Beckenbodenmuskulatur im Bereich des Centrum tendineum ausgelöst werden. Die so gesetzten Reize werden über die Beckenbodenmuskulatur zum Operationsgebiet weitergegeben. Diese Massage kann vom Therapeuten, aber möglichst bald vom Patienten selbst, mehrmals am Tag vorsichtig durchgeführt werden.

Hierdurch kann auch die bei starken Schmerzen immer erhöhte sympathische Reflexaktivität gesenkt werden. Techniken aus der Manuellen Therapie, die im Bereich der Wirbelsäule und der Wirbel-Rippengelenke durchgeführt werden, unterstützen die Senkung der sympathischen Reflexaktivität. Die in unserem Zusammenhang relevanten sympathischen Ursprungsgebiete befinden sich in der unteren Brustwirbelsäule und der oberen Lendenwirbelsäule (Th10–L2) (van den Berg 2001).

Die Prostatadusche wird vom Patienten häufig als sehr angenehm und hilfreich empfunden.

Eine Stimulation der dünnen, unmyelinisierten Schmerzfasern muss bei allen Behandlungen unbedingt vermieden werden.

Die Übung D1 sollte mehrmals am Tag durchgeführt werden. Durch die gesteigerte Durchblutung können die Substanzen Bradykinin, Serotonin, Histamin und

Prostaglandin, die die Schmerzrezeptoren erregen, schneller aus dem Wundbereich abtransportiert werden.

12.2.2 Physiotherapiekonzept für Patienten mit maladaptiven Schmerzen

Patienten, die unter maladaptivem Schmerz leiden, sind häufig schwer zu behandeln. Hier steht eine Beeinflussung der Gedanken, Gefühle und Vorstellungen des Patienten im Vordergrund. Diese Patienten haben oft eine lange Odyssee von einem Arzt zum anderen und von einem Therapeuten zum anderen hinter sich, ohne dass ihnen geholfen werden konnte. Sie werden häufig als psychisch auffällig oder gar als „Rentenjäger" bezeichnet. Verständlicherweise neigen diese Patienten zu depressiven Stimmungslagen und sind prinzipiell von unserem Gesundheitswesen enttäuscht. Dem Patienten müssen zunächst die möglichen maladaptiven Schmerzmechanismen verständlich dargestellt werden. Diese Darstellung muss mit Feingefühl und Sensibilität erfolgen, damit der Patient uns nicht missversteht und glaubt, wir würden ihn für psychisch gestört halten. Es sollte erklärt werden, dass die entsprechenden Gewebe inzwischen verheilt sind und trotz der vorhandenen Schmerzmeldung gefahrlos belastet werden können. Die Therapie sollte nicht auf den Schmerz zentriert werden, sondern die Wiedererlangung der normalen Funktion des Gewebes durch Training steht im Vordergrund.

Die gesteigerte Empfindlichkeit des sympathischen Nervensystems und der Psyche des Patienten sollte berücksichtigt werden, indem wir für eine stressfreie, ruhige und entspannte Therapiesituation sorgen.

Unter dieser Prämisse können alle Übungen des Kontinenztrainings durchgeführt werden. Die Auswahl der Übungen richtet sich nach der Ursache der Inkontinenz. Können wir dem Patienten auch durch mehrere Behandlungen nicht helfen, ist nach Absprache mit dem behandelnden Arzt zu überlegen, einen Aufenthalt in einer speziellen Schmerzklinik oder die Konsultation eines erfahrenen Schmerztherapeuten zu empfehlen.

13 Biofeedback- und Elektrotherapie

Für die Behandlung der Inkontinenz werden diverse therapieunterstützende Geräte angeboten. Auf die Elektrostimulationsgeräte und die Biofeedback-Geräte möchten wir näher eingehen. Die Verordnung dieser Geräte erfolgt durch den Arzt, die Kosten werden bislang (Stand: 2001) von der Krankenkasse in der Regel für drei Monate getragen.

13.1 Biofeedback

Biofeedback-Geräte waren früher hauptsächlich im Arbeitsbereich der Psychologen zu finden. In den letzten Jahren werden diese Geräte vermehrt auch von Physiotherapeuten eingesetzt, besonders im Rahmen des Kontinenztrainings oder der Beckenbodengymnastik.
Bei dem Anspannen eines Muskels entsteht eine elektrische Spannung (Muskelfasermembranpotenzial), die über Sensoren oder Oberflächenelektroden abgenommen und auf ein Messgerät übertragen wird. Die erfolgte elektromyographische Ableitung wird für den Patienten mittels eines Leuchtbandes oder eines Balkendiagramms sichtbar gemacht oder auch in ein akustisches Signal umgesetzt. Das akustische Signal ist jedoch für den Patienten weit weniger gut zu klassifizieren als das optische, sodass wir in unserem Therapieprogramm hierauf verzichten. Bei Männern nach radikaler Prostatektomie werden in der Regel Rektalelektroden

verwendet, da der die Spannung aufnehmende Teil des Sensors möglichst in der Nähe des Musculus sphincter urethrae externus platziert sein sollte.

Eine andere Gruppe von Biofeedback-Geräten arbeitet mit in den After eingeführten Drucksensoren. Diese Geräte werden von uns nicht verwendet, da sie nur die Kraft des analen Sphinkters darstellen.

Um die Geräte im Rahmen des dargestellten Therapiekonzeptes optimal einsetzen zu können, müssen sie genau auf die Maximalkraft des Schließmuskels des Patienten einzujustieren sein. Diese Anforderung wird nicht von allen auf dem Markt befindlichen Geräten erfüllt. Prinzipiell handelt es sich bei dem Rückschluss von der elektromyographischen Messung auf die tatsächliche Kraft des Muskels um eine Surrogatableitung. Eine tatsächliche Kraftmessung wäre nur über in die Harnröhre eingebrachte Drucksensoren möglich. Dieses Vorgehen ist allerdings für den Routinebetrieb zu invasiv (s. Abb. 13.1 und 13.2).

Durch die Verwendung von Biofeedback-Geräten können sowohl das Krafttraining als auch das sensomotorische Training exakter und differenzierter durchgeführt werden. Betrachten wir diesen Sachverhalt zunächst aus dem Blickwinkel des sensomotorischen Trainings:

Die Verbesserung der Koordination erfolgt über das motorische Lernen. Martin (1979) bezeichnet Lernen als die relative Änderung des Verhaltens. Motori-

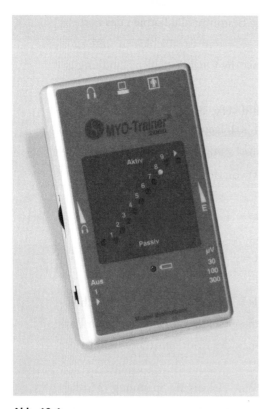

Abb. 13.1
Die Abbildung zeigt ein Biofeedback-Gerät der Firma Som. In der Mitte des Gerätes befindet sich das Leuchtband. Im rechten unteren Bereich wird die Grobeinstellung für 30, 100 oder 300 Mikrovolt vorgenommen. An der rechten Außenseite, oberhalb des Schalters für die Grobeinstellung befindet sich der Drehpotentiometer für die Feineinstellung der Empfindlichkeit.

sches Lernen im Sport bezeichnet den Erwerb von Möglichkeiten des Bewegungsverhaltens. Ausgehend vom gegenwärtigen motorischen Verhalten (Ist-Zustand) und orientiert an einem Ziel, beabsichtigt motorisches Lernen, das Bewegungsverhalten zu verändern (Soll-Zustand) und auf höherem Niveau zu stabilisieren. Hierbei erhält jedes Organsystem ständig durch seine Sinnesorgane über die afferenten Nervenleitungen Informationen. Die efferenten Nervenleitungen leiten Impulse an die Effektoren (Muskel). Die Fähigkeit der Selbstregulierung beruht auf der Reafferenz (Rückmeldung oder Feedback). Sie bestimmt alle Formen des Lernens und der Anpassung des Menschen. Jedes Regelsystem ist geschlossen und kann nicht existieren, wenn es keine Reafferenz über die Qualität seiner Handlung erhält.

Der Lernende entwickelt auf Grund der auf ihn einwirkenden Informationen den Bewegungsentwurf, der dann realisiert wird. Die folgende Aktion wird bereits mit ihrer Realisierung zurückempfunden (Feedback) und die Differenz zwischen Bewegungsentwurf und Bewegungsdurchführung sofort registriert. Der hier ablaufende Regelkreis funktioniert nach dem Prinzip der Rückmeldung oder Reafferenz. Bei einem beliebigen Bewegungsvollzug erhält das Bewusstsein durch die Reafferenz sofortige Rückinformation über die Resultate der Bewegungsleistung und gibt damit der ausübenden Person die Möglichkeit, den Erfolg der motorischen Aktion festzustellen. Alle folgenden Bewegungshandlungen sind direkt abhängig von dem Maß, in dem die Reafferenz über den Erfolg der vorausgegangenen Bewegungshandlung informiert. Das Modell des sukzessiven Prozesses der Selbstregulierung bei der Bewegungskoordination und bei motorischen Lernprozessen kann in sieben Schritten grob dargestellt werden:

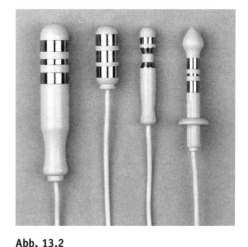

Abb. 13.2
Die Abbildung zeigt ganz rechts eine Analelektrode der Firma Som, die für die Behandlung des inkontinenten Mannes verwendet wird. Ganz links befindet sich eine Vaginalelektrode, in der Mitte zwei kleinere Elektroden, die unter anderem für die Behandlung von Kindern eingesetzt werden können.

- Lernprogramme durch Therapeut, Umwelt usw.
- Informationsaufnahme durch Sinnesorgane
- Bewegungsentwurf (sukzessiver Prozess)
- Bewegungsvollzug (sukzessiver Prozess)
- Bewegungsvollzug wird ständig durch Sinnesorgane wahrgenommen, und die Resultate werden sofort weitergeleitet
- Diese reafferenten Resultatsinformationen verändern und korrigieren den Bewegungsentwurf laufend
- Der Bewegungsablauf wird durch Nachprogrammieren ständig verbessert.

Generell kann man den motorischen Lernprozess in drei Phasen gliedern. Am Beginn steht der Erwerb des Grundablaufs oder die Grobkoordination der Bewegung. Durch Korrektur, Verfeinerung und Differenzierung erfolgt die Feinkoordination der Bewegung. In der dritten Phase kommt es zu einer Stabilisierung der erlernten Bewegung und ihrer Anpassung an wechselnde Bedingungen.

Gerade im Bereich der Reafferenz liegt die Möglichkeit der Verbesserung der Therapie durch den Einsatz von Biofeedback-Geräten. Die meisten Patienten haben nur eine geringe Wahrnehmung im Bezug auf ihre Schließmuskulatur. Die Anspannungen können nur ungenau empfunden und eingeschätzt werden. Durch die Biofeedback-Geräte bekommt der Patient über die optische Anzeige der Spannungsintensität eine definierte Rückmeldung über seine ausgeführte Anspannung im Sinne einer Reafferenz. Durch die Verbesserung der zentralnervösen Kontrolle können physiologische Regelkreise fazilitiert werden.

Auch das Krafttraining kann durch Biofeedback-Geräte exakter gestaltet werden. In diesem Trainingsbereich wird zunächst mit der Hilfe eines Biofeedback-Gerätes ein Maximalkrafttest durchgeführt. Anhand des registrierten Wertes kann die prozentuale Belastung des Sphinkters während der Übungen des Krafttrainings mit der Anzeige des Gerätes bestimmt werden.

13.1.1 Beispiel für die Gestaltung eines Biofeedback-unterstützten Kontinenztrainings

Nachdem der Patient einen Analsensor eingeführt hat und das Biofeedback-Gerät in Betrieb genommen wurde, muss es zunächst auf die Maximalkraft des Patienten eingestellt werden. Diese Grundeinstellung des Gerätes sollte vor jedem Training durchgeführt werden, da je nach Tagesform, Uhrzeit und mit zunehmendem Trainingsfortschritt andere Werte gemessen werden. Die Geräte sollten eine Grobeinstellung und eine Feineinstellung haben, um diese Abstimmung exakt durchführen zu können. Das Gerät wird so einjustiert, dass der Patient gerade eben die oberste Lampe zum Aufleuchten bringen kann, wenn diese Maximalbelastung im Rahmen der momentanen Wundheilungsphase erlaubt ist. Darf der Patient noch nicht voll belastet werden, ist das Gerät im Krafttrainingsbereich nur eingeschränkt zu verwenden. Der Schwerpunkt sollte dann auf die sensomotorischen Übungen gelegt und eine eher leichte Einstellung des Biofeedback-Gerätes gewählt werden. Optimal ist es, wenn die Anzeige aus zehn nummerierten Lämpchen besteht. Hierdurch kann nach erfolgtem Maximalkrafttest und entsprechender Einstellung des Gerätes im Folgenden die prozentuale Muskelbelastung anhand der Anzahl der aufleuchtenden Lämpchen relativ gut erkannt werden. Generell soll der Patient bei allen Übungen, soweit dies möglich ist, nur seine Schließmuskulatur benutzen, da die angezeigten Werte sonst unkorrekt sind. Der Sensor registriert auch die Impulse anliegender Muskeln. Ein weiterer Grund ist die Tatsache, dass die Intensität der propriozeptiv vermittelten Meldung an das Großhirn von der relativen Stärke der Muskelkontraktion abhängig ist. Daher müssen die Afferenzen der großen Muskeln überwiegen. Eine gleichzeitige Kontraktion der Gesäß- und Bauchmuskulatur führt zu einer Maskierung ohnehin bereits durch die Operation schwacher sensorischer Signale im ZNS. Da der Patient während des Trainings im Beckenbereich entkleidet ist, kann der Therapeut das Auftreten der unerwünschten Anspannung recht gut optisch kontrollieren. In besonderen Fällen werden Biofeedback-Geräte mit zwei oder mehreren Kanälen verwendet. Mit diesen Geräten kann dem Patienten neben der Beckenbodenmuskulatur die Kontraktion weiterer Muskelgruppen (Bauch- oder Gesäßmuskulatur) durch EMG-Ableitung sichtbar gemacht werden.

Wir unterscheiden bei einer Biofeedback-unterstützten Therapie zwei Trainingsbereiche:
- Sensomotorisches Training
- Krafttraining.

Generell sollte ein Trainingsabschnitt, der hohe Anforderungen an die Koordination stellt, immer vor einem anstrengenden Krafttraining durchgeführt werden, da ein intensives Krafttraining die Leistungsfähigkeit im sensomotorischen Bereich zeitweise herabsetzt.

Sensomotorisches Training

Ziel des Kontinenztrainings nach radikaler Prostatektomie ist es, neben dem Kraftzuwachs auch die Kontrolle des Patienten über den Schließmuskel zu verbessern. Er soll diesen zunächst im Körper erfühlen und dann bewusst und koordiniert einsetzen können. Die von den übergeordneten Zentren, wie z.B. der Großhirnrinde, ausgehende Steuerung muss verbessert werden (s. Kap. 6.2).

Die Übungen, die mittels eines Biofeedback-Gerätes im Rahmen dieses Trainingszieles durchgeführt werden, sind die sensomotorischen Übungen ST1 bis ST4.

Krafttraining

Die Durchführung des Krafttrainings orientiert sich an den Forschungsergebnissen über isometrisches Training von Hettinger (1993). Wir empfehlen unseren Patienten, wenn der Wundbereich voll belastet werden darf, folgendes Übungsprogramm einmal am Tag und zwar am besten abends, durchzuführen:
- KT1: 5×
- KT2: 5×
- KT3: 5×.

Dürfen die Patienten noch nicht voll belastet werden, sind die Übungen entsprechend dem aktuellen Wundheilungsstadium (s. Kap. 8) auszuwählen.

Die Frage, ob der Einsatz eines Biofeedback-Gerätes sinnvoll ist, kann noch nicht abschließend beantwortet werden. Es liegen nur wenige Studienergebnisse vor (Stand: 2001). Diesen mangelt es an einer Kontrollgruppe, die nicht behandelt wurde. In der Regel wird auch nicht beschrieben, wie das Training mit den Geräten gestaltet worden ist. Generell kann man jedoch sagen, dass das Kontinenztraining im Krafttrainingsbereich durch die exaktere Bestimmung der Reizparameter mit Biofeedback-Geräten besser gesteuert werden kann. Durch die optische Kontrolle der umgebenden Muskulatur durch den Therapeuten kann der Patient mit Hilfe der Anzeigefunktion des Biofeedback-Gerätes seinen Sphinkter besser im Körper erfühlen (Ide 2000, Ide et al. 2002). Es wird eine direkte zentral-nervöse Kontrolle der durchgeführten Übungen und eine verstärkte Motorkortexpräsentation des Schließmuskels durch parallele optische und/oder akustische Afferenz ermöglicht. Die anfänglich in diesem Punkt häufig vorhandene Unsicherheit kann dadurch schneller überwunden werden. Im Hinblick auf das sensomotorische Training kann die Therapie differenzierter und damit auch motivierender für den Patienten sein.

Demgegenüber steht die Tatsache, dass alle angeführten Übungen natürlich auch ohne Biofeedback-Gerät durchgeführt werden können. Generell gilt es zu bedenken, dass der finanzielle Gegenwert der Verordnung eines Biofeedback-Gerätes etwa 40 physiotherapeutischen Einzelbehandlungen entspricht.

Bei der Verwendung von Biofeedback-Geräten muss bedacht werden, dass der Analsensor, auf Grund seiner Position im Darm, vorwiegend die Muskelaktivität des analen Schließmuskels, des Musculus levator ani und der übrigen anliegenden Beckenbodenmuskulatur darstellen wird. Ein Rückschluss von den abgeleiteten EMG-Werten auf die Kraft oder die Funktionsfähigkeit des Schließmuskels der Harnröhre ist nicht möglich (Ide et al. 2002). Es handelt sich bei den von den Patienten benutzten Biofeedback-Geräten um Therapieinstrumente und nicht um Geräte, mit denen eine diagnostische Aussage getroffen werden kann.

Die Positionierung des Analsensors führt im Sinne des PNF-Konzepts zu einer Fazilitation des Afterschließmuskels. Der unerwünschten Fazilitation muss entgegengewirkt werden, indem der Patient immer wieder aufgefordert wird, seinen Harnröhrenschließmuskel anzuspannen und sich dabei vorzustellen, dass er den Urin einhalten muss oder den Urinstrahl unterbrechen will.

13.2 Elektrostimulation

Bei der Elektrostimulation werden ebenfalls Analsensoren, seltener auch Klebeelektroden für die Haut verwendet. Durch diese Geräte wird elektrischer Strom in die Körpergewebe geleitet, wodurch entweder Nerven (N. pudendus) oder Muskelzellen gereizt werden können.

Die Elektrotherapie kann folgende Ziele haben:
▷ Stimulation der Propriozeption von Patienten, die ihren Schließmuskel und Beckenboden selbst zunächst nicht anspannen können
▷ Kräftigung der Beckenbodenmuskulatur
▷ Steigerung der Blasenkapazität durch Stimulierung des Perineodetrusor-Inhibitionsreflexes
▷ Schmerzstillung
▷ Verbesserung der Vaskularisierung
▷ Behandlung von Patienten mit neurologischen Läsionen (van Kampen 2001).

Die Frequenz, die Impulsdauer, die Dauer der Behandlung, die Arbeitszeit der Muskulatur und die Pausendauer sind die fünf Parameter, die am Gerät eingestellt werden müssen.

Niedrige Frequenzen zwischen 5 und 10 Hz werden zur Therapie der Urgeinkontinenz verwandt. In der Praxis werden meist kurzdauernde Rechteckimpulse von 300 Mikrosekunden und 10 Hz eingesetzt. Die Pausendauer ist doppelt so lang wie die Impulsdauer. Die kontinuierliche Stimulation wird täglich ein- bis zweimal für 10 bis 20 Minuten durchgeführt. Erste Therapieerfolge sind nach zwei bis drei Wochen zu erwarten und werden wahrscheinlich durch einen zwischen N. pudendus und N. pelvicus bestehenden, inhibierenden Reflexbogen ausgelöst (Perineodetrusor-Inhibitionsreflex).

Frequenzen zwischen 33 und 100 Hz werden bei Sphinkterinsuffizienz und zur Verbesserung der Propriozeption eingesetzt. Oft wird die Behandlung mit einer Frequenz von 33 Hz begonnen und im weiteren Verlauf auf 50 Hz erhöht. Die Stimulationszeit beträgt 5 Sekunden, die Pausenzeit 5 bis 10 Sekunden. Die Behandlung sollte maximal einmal täglich für 10 Minuten erfolgen, um eine Überlastung des Sphinkters auszuschließen. Die Applikation in Form von

Schwellstrom wird von den Patienten oft als angenehmer empfunden. Eine Impuls- und Pausendauer von 3 bis 4 Sekunden ist bei der Anwendung des Schwellstroms zu empfehlen.

Wenn keine Probleme mit Hämorrhoiden bestehen, sollten beim Mann Analelektroden angewendet werden, da es für die Stimulation günstig ist, wenn die Elektrode möglichst nah an den Nn. pudendi liegt.

Es gelten sinngemäß die üblichen Kontraindikationen für die Elektrotherapie. Einige Faktoren sprechen jedoch dagegen, die Elektrotherapie als eine Standardapplikation für die Behandlung inkontinenter Männer einzusetzen:

▷ Die Anspannung der Muskulatur erfolgt während der Elektrotherapie wesentlich plumper und asynchroner, als bei einer physiologischen Anspannung.

▷ Da die Elektrotherapie eine passive Technik ist, die ohne direkte Kontrolle des Patienten erfolgt, ist bei einer Überdosierung der Stromintensität eine Schädigung des Wundbereichs frisch operierter Patienten leichter möglich als bei aktiven Techniken, da der Patient hier bei auftretenden Schmerzen die Kontraktion sofort abbrechen kann.

▷ Eine Verbesserung der Sensomotorik ist durch eine Elektrotherapie nicht möglich. Dem Patienten kann durch das Stromgefühl lediglich ein Hinweis auf die Lage der Beckenbodenmuskulatur gegeben werden.

▷ Es ist ein physikalisches Gesetz, dass der Strom immer den Weg des geringsten Widerstandes geht. Ob dieser Weg gerade zum N. pudendus oder zum Musculus sphincter urethrae externus führt, muss kritisch hinterfragt werden.

Wir empfehlen daher, die Elektrostimulation nur dann einzusetzen, wenn ein natürliches und physiologisches Anspannen und Trainieren der Schließmuskulatur nicht möglich ist.

Positive Ergebnisse der Elektrostimulation der Beckenbodenmuskulatur der Frau dürfen nicht unkritisch auf den Mann übertragen werden.

14 Antworten auf häufig von Patienten gestellte Fragen

Wir möchten versuchen, in diesem Kapitel einige Fragen zu beantworten, die immer wieder von den Patienten gestellt werden.

Muss ich mein ganzes Leben lang mit dem kompletten Übungsprogramm weiter trainieren?

Kurz nach einer Operation bestehen häufig generelle Probleme mit der Kontinenz. Leichter Urinverlust in der Nacht, kurzer Urinverlust beim Husten, Niesen, ständiger leichter Urinverlust beim Gehen. Nach einem halben Jahr hat sich die Situation in der Regel soweit verbessert, dass nur noch eine Restsymptomatik besteht. Alle Probleme, die der Patient im Griff hat, braucht er nicht mehr zu trainieren. Er soll die gewonnene Zeit nutzen, um die noch bestehenden Probleme verstärkt anzugehen. Tritt während des Gehens und in der Nacht kein Urinverlust mehr auf, wohl aber beim Husten und Niesen, vernachlässigt er die in Kapitel 6.2 und 6.5.2 beschriebenen Übungen und sollte die Übungen des Krafttrainings verdoppeln. Tritt der Urinverlust nur noch beim Gehen auf, verfährt er umgekehrt. Der Therapeut analysiert anhand der in diesem Buch dargestellten Grundprinzipien die Restproblematik und therapiert spezifisch und nicht mehr allgemein. Verbesserungen durch gezieltes Üben sind auch dann noch möglich, wenn die Operation bis zu fünf Jahre zurückliegt.

Ist nach einer radikalen Prostatektomie eine komplette Kontinenz erreicht, kann das Kontinenztraining beendet werden, da es bei diesen Patienten in der Regel nicht zu einem erneuten Auftreten des ungewollten Urinverlusts kommt.

Besonders die durch Erkrankungen des peripheren oder zentralen Nervensystems bedingte Inkontinenz erfordert häufig ein ständiges Training.

In welcher Ausgangsposition sollten die Übungen durchführt werden?
Viele der Übungen können in jeder im täglichen Leben vorkommenden Körperposition durchgeführt werden. In der Regel ist es für den Anfänger am leichtesten, die Übungen zunächst im Liegen auszuführen. Beherrscht der Patient die Übungen und tritt bei ihm im Liegen kein Urinverlust mehr auf, trainiert er am funktionellsten, wenn er während des Trainings die Körperposition einnimmt, in der er auch den Urinverlust bemerkt.

Ich bemerke beim Gehen nach einiger Zeit einen nicht mehr zu kontrollierenden Urinverlust. Soll ich meinen Spaziergang beenden oder ganz darauf verzichten?
Betrachtet man diesen Sachverhalt aus dem Blickwinkel der Trainingslehre, sollte man nur solange Spazieren gehen, wie kein Urinverlust auftritt. Der Mechanismus „Urinverlust beim Gehen" sollte möglichst selten auftreten, da wir ja „Gehen ohne Urinverlust" im Gehirn „einspeichern" wollen. Andererseits ist es auch nicht sinnvoll, das gesamte Leben von dem Kontinenztraining bestimmen zu lassen. Ein Spaziergang hat viele positive Aspekte im allgemeinen gesundheitlichem Sinn und im psychischen Bereich.

Jedes Mal, wenn ich anspanne, bemerke ich im selben Moment einen Urinverlust. Gibt es hierfür einen Grund?
Es gibt auch im täglichen Leben eine Situation in der wir die Beckenbodenmuskulatur anspannen, ohne dass der Schließmuskel der Harnröhre geschlossen wird. Dies ist der Fall, wenn die Blase eigentlich entleert ist, der letzte Rest des Urins aber noch ausgepresst werden soll. Um die Blase vollständig zu entleeren, spannen wir die Beckenboden- und die Bauchmuskulatur kurz und intensiv an und üben dadurch Druck auf die Blase aus. Da in diesem Moment der Urin herausläuft, muss der Schließmuskel offen sein. Dies kann offensichtlich auch während der Übungen passieren. Es ist für diese Patienten besonders wichtig, sich bei den Übungen immer wieder vorzustellen, den Urin einhalten zu müssen oder den Harnstrahl unter-

brechen zu wollen, damit der Schließmuskel auch wirklich anspannt. Der Patient muss außerdem darauf achten, dass die Bauchmuskulatur so wenig wie möglich mit anspannt, damit kein Druck auf die Blase ausgeübt wird.

Ich bemerke eine Verschlechterung statt einer Verbesserung der Symptome. Woran kann das liegen?

Es kommt häufiger vor, dass sich die Inkontinenz in den ersten Wochen nach einer Operation verstärkt. Wir möchten hier einige mögliche Ursachen für diesen Sachverhalt aufführen. Der Therapeut muss selbst prüfen, welche der Faktoren auf den jeweiligen Patienten zutreffen.

▷ Der Patient hat zuviel Krafttraining durchgeführt und ist in den Zustand des Übertrainings geraten. Er sollte drei Tage überhaupt nicht trainieren und sich auch im Hinblick auf andere Aktivitäten viel ausruhen. Er baut nach dieser Pause das Training langsam wieder auf, wobei er das Krafttraining zunächst im Umfang halbiert.

▷ Nach einer Operation wie der radikalen Prostatektomie ist der Wundbereich von Blase und Schließmuskel häufig geschwollen. Durch den fortschreitenden Heilungsprozess geht die Schwellung zurück, der Blasenauslass wird weiter, und es tritt zunächst etwas mehr Urinverlust auf. Dieses Phänomen wird oft in den ersten Tagen nach der Katheterentfernung beobachtet.

▷ Es könnte sein, dass der Patient jetzt mehr trinkt, weil der Arzt es ihm empfohlen hat. Mehr Flüssigkeitszufuhr bedeutet häufig auch größeren ungewollten Urinverlust.

▷ Nach einer Operation ruht der Patient sich in der Regel aus und verbringt viel Zeit im Liegen oder Sitzen. Schreitet der allgemeine Heilungsprozess fort, wird er wieder mobiler und bewegt sich mehr. Mehr Bewegung hat in den ersten Monaten nach einer Operation oft auch mehr Urinverlust zur Folge.

Nachdem ich die Blase entleert habe, bemerke ich für einige Minuten ein Nachtröpfeln. Was kann ich dagegen tun?

Viele Patienten bemerken kurz nach einer urologischen Operation dieses Nachtröpfeln. Es scheint, dass der Schließmuskel der Harnröhre Schwierigkeiten hat, nach der bei der Entleerung der Blase nötigen Entspannung seinen Grundtonus wiederzufinden. Dem Patienten kann empfohlen werden, nach der Beendigung der Miktion im Sitzen zuerst die Arme und Hände soweit wie möglich in Richtung Decke zu strecken. Danach kippt er das Becken wiederholt nach vorne. Beide Maßnahmen haben zum Ziel, die Blase völlig zu entleeren. Um den Tonusaufbau zu unterstützen, beklopft der Patient anschließend vorsichtig seine Beckenbodenmuskulatur im Bereich des Centrum tendineum mit den Fingern.

Die Klopfimpulse werden über die Beckenbodenmuskulatur zum Sphinkter der Harnröhre weitergeleitet und unterstützen den Aufbau des Grundtonus.

Wie lange muss ich auf das Fahrradfahren verzichten?

In einen weichen Fahrradsattel sinken die Sitzbeinknochen tief ein, sodass sich zwischen den Druckpunkten eine Erhebung bildet. Diese Erhebung kann Druck auf den Dammbereich ausüben. Wir empfehlen den Patienten, nach einer Operation wie der radikalen Prostatektomie drei Monate auf das Fahrradfahren zu verzichten, um den Heilungsprozess nicht zu stören. Der Patient beginnt nach dieser Zeit zunächst mit einer kurzen Runde von etwa 10 Minuten. Er beobachtet während der Fahrt, ob Schmerzen oder verstärkter Urinverlust auftreten. Treten Probleme auf, können Spezialsättel mit einer Aussparung im Dammbereich Erleichterung bringen. Registriert der Patient keine Schwierigkeiten, kann die Fahrzeit langsam gesteigert werden.

Wie muss ein Fahrradsattel aussehen, der den Dammbereich entlastet?

Der Fahrradsattel sollte nicht zu weich sein, damit die Sitzbeinknochen nicht zu tief einsinken. Es gibt mittlerweile viele Sättel auf dem Markt, die in der relevanten Zone ein Loch aufweisen. Hier muss darauf geachtet werden, dass das Loch auch wirklich den Dammbereich entlastet und nicht lediglich die Harnröhre. Es muss also groß genug sein und auch weit genug nach hinten reichen. Generell ist nur ein individuell gut passender Sattel für den Patienten richtig. Hier können keine speziellen Modelle favorisiert werden. Der Patient sollte versuchen, bei seinem Fahrradhändler in Frage kommende Sättel auszuleihen und mindestens eine Stunde Probe fahren.

Wie kann ich meine Übungserfolge kontrollieren?

Den Übungsfortschritt kann der Patient am besten beurteilen in dem er folgende Fragen ehrlich beantwortet:

- ▷ Habe ich nachts noch Urinverlust und wenn ja wie viel?
- ▷ Kann ich den Urinverlust in Drucksituationen (Husten, Niesen usw.) durch bewusstes Anspannen des Schließmuskels vermeiden?
- ▷ Ist der Urinverlust beim Spazieren gehen geringer geworden?
- ▷ Ist der Vorlagenverbrauch zurückgegangen, sind die Vorlagen weniger feucht, oder kann ich jetzt eine kleinere Vorlagengröße verwenden?
- ▷ Wie viel speichert die Blase in den unterschiedlichen Situationen des täglichen Lebens? (Der Patient kann die gespeicherte Urinmenge mit einem Haushaltsmessbecher kontrollieren.)

Ist es ratsam, auch dann eine Vorlage zu tragen, wenn ich keinen Urinverlust erwarte?

Wenn der Patient damit rechnen kann, keinen Urin zu verlieren, und die Situation es erlaubt, sollte er versuchen, auf die Vorlage zu verzichten. Da dies eine zusätzliche Stimulation des Unterbewusstseins bedeutet, kann die Kontinenz dadurch langfristig verbessert werden.

Ich bemerke, dass der Urin immer schlechter abfließt. Kann der Schließmuskel zu stark geworden sein?

Nein, es ist aber möglich, dass sich zu viel Narbengewebe bildet und dadurch der Blasenauslass zuwächst. Dies äußert sich darin, dass der Urin nur noch schlecht abläuft und der Patient pressen muss, um die Blase zu entleeren. Im Extremfall kann sogar eine komplette Harnverhaltung auftreten. Empfehlen Sie dem Patienten dringend, so schnell wie möglich einen Urologen aufzusuchen, um die Symptome abklären zu lassen.

Können die beschriebenen Übungen zur Behandlung der weiblichen Inkontinenz eingesetzt werden?

Im Prinzip können alle aufgeführten Übungen – außer der Akupressurbehandlung – in gleicher Weise auch für die Behandlung der inkontinenten Frau eingesetzt werden. Im Rahmen der Akupressurbehandlung kann es unter anderem zu einer Beeinflussung der Regelblutung kommen, sodass eine entsprechende Therapie nur von einer, in der chinesischen Medizin erfahrenen Therapeutin durchgeführt werden sollte.

Die Inkontinenz der Frau wird oft durch eine Schwäche der Sphinkter- und Beckenbodenmuskulatur ausgelöst. Aus diesem Grund sollte der Fokus der Therapie mehr auf der Beckenbodenmuskulatur liegen als beim Mann und das Kontinenztrainingsprogramm durch Übungen ergänzt werden, die direkt die Beckenbodenmuskulatur ansprechen. Wir möchten an dieser Stelle auf die Therapiekonzepte von Krahmann (1994), Gotved (1983), Carriere (2001) u.a. verweisen.

Für die Behandlung der Inkontinenz der Frau nach einer Blasenentfernung und Anlage einer Neoblase gibt das, in diesem Buch beschriebene, Kontinenztraining sicherlich einige wichtige Hinweise.

Literatur

van den Berg, F.: Angewandte Physiologie – Das Bindegewebe des Bewegungsapparates verstehen und beeinflussen; Thieme Verlag, Stuttgart 1999

van den Berg, F.: Angewandte Physiologie – Organsysteme verstehen und beeinflussen; Thieme Verlag, Stuttgart 2000

van den Berg, F.: Angewandte Physiologie – Therapie, Training, Tests; Thieme Verlag, Stuttgart 2001

Bradley, W., Glen, E., Melchior, H., Rowand Sterling, D., Halt, D.: 4th Report on standardisation of terminology of lower urinary tract function: Quantification of urin loss. International Continence Society-Commitee for Standardisation of Terminology; Bristol 1983

Bradley, W., Scott, F.B.: Physiologie of the urinary bladder. Campells urology, Vol.1, Saunders Philadelphia (1978), S. 87-124

Bredenkamp, A., Hamm, M.: Trainieren im Sportstudio; Fitness-Contur Verlag, Bünde 1990

Buck, M., Beckers, D., Adler, S.: PNF in der Praxis; 2. Aufl., Springer Verlag, Berlin 1993

Carriere, B.: Fitness für den Beckenboden, Thieme Verlag, Stuttgart 2001

de Coster, M., Pollaris, A.: Viszerale Osteopathie; 2. Aufl., Hippokrates Verlag, Stuttgart 1997

Dixon, J., Gosling, J.: Histomorphology of pelvic floor muscle; In: Schüssler, B., Laycock, P., Norton, P., Stanton, S.: Pelvic Floor Re-education; 3. Aufl., Springer Verlag, Berlin 2000

Dorschner, W., Stolzenburg, J. U., Dietrich, F.: A new theory of micturition and urinary continence based on histomorphological studies.

1. The musculus detrusor vesicae: Occlusive function or support of micturition? Urol Int 52 (1994), S. 61-64
2. The musculus sphincter vesicae: Continence or sexual function? Urol Int 52 (1994), S. 154-158
3. The two parts of the musculus sphincter urethrae: Physiological importance for continence in rest and stress. Urol Int 52 (1994) S. 185-188

4. The musculus dilatator urethrae: Force of micturition. Urol Int 52 (1994) S. 189-193

5. The musculus ejaculatorius: A newly described structure responsible for seminal emission and ejaculation. Urol Int 52 (1994) S. 34-37

Füsgen, I., Melchior, H.: Inkontinenzmanual: Diagnostik, Therapie, Rehabilitation; 2.Aufl., Springer Verlag, Berlin 1997

Gifford, L.: Schmerzphysiologie; In: van den Berg, F.: Angewandte Physiologie – Organsysteme verstehen und beeinflussen; Thieme Verlag, Stuttgart 2000

Görich, P., Mayer, J.: Moderne gesundheitswissenschaftliche Erkenntnisse als Grundlage für die therapeutische Praxis – Handlungsempfehlungen für salutogene Therapie. Z f Physiotherapeuten 53 (2001) 2, S. 264-269

Gosselink, R., Haas, H.-J., Reybrouck, T.: Leistungsphysiologie; In: van den Berg, F.: Angewandte Physiologie – Organsysteme verstehen und beeinflussen; Thieme Verlag, Stuttgart 2000

Gotved, H.: Harninkontinenz ist überwindbar; Hippokrates Verlag, Stuttgart 1989

Gunnarson, M., Ahlmann, S., Lindström, S., Rosen, I., Mattiasson, A.: Cortical magnetic stimulation in patients with genuine stress incontinence: correlation with results of pelvic floor exercises. Neurol Urody 18 (1999) S. 437-444

Haas, H.-J.: Trainingstherapie; In: van den Berg, F.: Angewandte Physiologie – Therapie, Training, Tests; Thieme Verlag, Stuttgart 2001

Hempen, C.-H.: dtv-Atlas Akupunktur; 2. Aufl., Deutscher Taschenbuch Verlag, München 1997

Hettinger, T.: Isometrisches Muskeltraining; 6. Aufl., ecomed Verlag, Landsberg 1993

Höfner, K.: Praxisratgeber Harninkontinenz; Uni-Med Verlag, Bremen 2000

Hollmann, W., Hettinger, T.: Sportmedizin; 4. Aufl., Schattauer Verlag, Stuttgart 2000

Ide, W., Murnik, M., Vahlensieck, W.: Kontinenztraining nach radikaler Prostatektomie. Z f Physiotherapeuten 51 (1999) 12, S. 2100-2104

Ide, W.: Kontinenztraining mit Biofeedbackgeräten. Z f Physiotherapeuten 52 (2000) 11, S. 1885-1892

Ide, W., Gilbert, T., Kollenbroich, O., Vahlensieck, W.: Lässt sich von der EMG-Ableitung der Beckenbodenmuskulatur auf den Schweregrad der Inkontinenz des Mannes schließen? Z f Physiotherapeuten 54 (2002) 4, zugesagt

Ingelman-Sundberg, A.: Urinary incontinence in woman excluding fistulas. Acta Obstet Scand 31 (1952) S. 266

van Kampen, M.: Beckenbodenrehabilitation; In.: van den Berg, F.: Angewandte Physiologie - Therapie, Training, Tests; Thieme Verlag, Stuttgart 2001

Kirsch, M.: Akupunktur als Behandlungsprogramm; 4. Aufl., Haug Verlag, Heidelberg 1980

Krahmann, H., Kaltenbach, F.J.: Harninkontinenz und Senkungsbeschwerden der Frau; Pflaum Verlag, München 1994

Larsen, C.: Spiraldynamik: Spannendes und Entspannendes zum Thema Beckenboden. Z f Physiotherapeuten 52 (2000) 11, S. 1842-1878

Lie, F. T., Chinesische Punktmassage: Akupressur; 2.Aufl., Falken Verlag, Niedernhausen/Ts. 1991

Martin, D.: Grundlagen der Trainingslehre; 2. Aufl., Hofmann Verlag, Schorndorf 1979

Murnik, M., Ide, W., Gilbert, T., Vahlensieck, W.: Inkontinenz nach radikaler Prostatektomie – Eine Herausforderung für den Rehabilitationsmediziner. Jatros Urol Nephrol Androl 16 (2000) 2, S. 26-27

Schwarz, E.: Viszerale Organe und Bewegungsapparat (Wirbelsäule). KG-Intern 16 (1998) 6, S. 14-16

Steverding, M.: Rehabilitation spezifischer Gewebe; In: van den Berg, F.: Angewandte Physiologie - Therapie, Training, Tests; Thieme Verlag, Stuttgart 2001

Glossar

aerobe Energiebereitstellung	für die Energiegewinnung wird Sauerstoff benötigt und verbraucht
abhängige Kontinenz	der Patient ist auf die Hilfe von Pflegepersonen oder Angehörigen angewiesen, um kontinent zu sein
Akupressurpunkte	Punkte auf den Funktionskreisen der klassischen chinesischen Medizin Bl, V = Blase, orbis vesicalis KG, Rs = Konzeptionsgefäß, sinateria respondens MP, L = Milz, orbis lienalis Ni, R = Niere, orbis renalis
anaerobe Energiebereitstellung	erfolgt ohne Sauerstoff; es kommt nach einiger Zeit zur Bildung von Laktat (Milchsäure)
BPH	benigne Prostatahyperplasie, gutartige Prostatavergrößerung
Centrum tendineum	Muskel-Sehnenplatte zwischen After und Penis/Vagina
Crosslinks	Quervernetzungen
Detrusor	Blasenmuskel
Fascia (Faszie)	sehniges Gewebe, dass aber auch Nerven, Blutgefäße und glatte Muskelfasern enthalten kann

Glossar

Interstitielle Zystitis	Entzündung des Interstitiums der Blasenwand mit sehr häufigem, schmerzhaften Wasserlassen
Irradiation	Ausstrahlung
Katheter	Instrument zur Harnableitung
Leak-point-pressure	Harnblasendruck beim Auftreten von Harninkontinenz
Low-compliance-Blase	bereits bei geringer Blasenfüllung wird der Harndrang ausgelöst. Dabei tritt ein hoher Harnblasendruck auf
Miktion	Entleerung der Blase
Perineodetrusor-Inhibitionsreflex	die Anspannung der Beckenboden- und Schließmuskulatur hemmt über Reflexwege die Aktivität der Blase
PSA-Wert	Höhe des prostataspezifischen Antigens im Blut. Eine Erhöhung weist u. a. auf eine Tumorerkrankung der Prostata hin. PSA dient der Verflüssigung des Ejakulats
PNF	**P**ropriozeptive **N**euromuskuläre **F**azilitation, physiotherapeutische Behandlungstechnik auf neurophysiologischer Basis
Propriozeption	Tiefensensibilität, durch spezifische Rezeptoren registrierte Informationen über Muskelspannung, Muskellänge, Gelenkstellung und -bewegung
retrograde Ejakulation	der Samenerguss erfolgt in die Blase

soziale Kontinenz	dem Patienten ist durch die Verwendung von Hilfsmitteln ein normales soziales Leben möglich, da entweder kein ungewollter Urinverlust auftritt oder die Inkontinenz von Zeitpunkt und Ausmaß her die Teilnahme am sozialen Leben nicht behindert
Surrogat	an Stelle eines anderen gewählt, ersetzt

Register

A

Abdomenleeraufnahme 18
Acetylsalicylsäure 30
Adduktoren
   Training 41, 51
adrenergisches System 67
Aktivitäten des täglichen Lebens (ATLs) 52
Akupressur 10, 55, 61, 79, 88
   Harninkontinenz, weibliche 111
   Hüft-, Knie- oder Wirbelsäulenprobleme 63
   Meridiane 62
   Punkt 1 (MP 6, L 6) 64
   Punkt 2 (MP 9, L 9) 64
   Punkt 3 (Bl 40, V 40) 65
   Punkt 4 und 5 (Bl 60, V 60 und Ni 3, R 3) 65
   Punkt 6 (Bl 67, V 67) 66
   Punkt 7 (Bl 31, V 31) 66
   Punkt 8 (KG 3, Rs 3) 66
   Punktauswahl 62
Akupunktur 62
Alkohol 28
Alphaadrenergika 30
Analreflex 18
Anastomosennähte
   Sphinkterverletzung 74
Anthroposophie 62
Antibiotika
   Harnwegsinfektionen 30
Anticholinergika 29
Antidepressiva 28
   Harninkontinenz 31

Antworten auf häufig von Patienten gestellte Fragen 106
Apoplex
   Harninkontinenz 25
   Physiotherapie 84
Astralkörper 62
Atemtherapie 79
ATLs (aktivitäten des täglichen Lebens) 52
Ausscheidungsurogramm 18

B

Basalganglien 43
Bauchmuskelspannung 53
Bauchmuskelübungen 52
Beckenbodengymnastik 9, 35
Beckenbodenmuskulatur 9, 11
   Anspannung 52
   Ausatmung - Sogeffekt 41
   EMG-Ableitung 32, 44
   Fast-Twitch-Fasern 48
   Klopfimpulse 109
   Motoneurone 49
   Slow-Twitch-Fasern 48
   Synergismus 51
   Tasten der Spannung 39
   Training 35
Bewegungssegmente
   Manuelle Therapie 69
Biofeedback 97
   Bewegungsentwurf und Bewegungsdurchführung 99
   Kontinenztraining 101
   Krafttraining 102

Selbstregulierungsschritte 99
sensomotorisches Kontinenztraining 102
Biofeedback-Geräte 10, 33, 97
   Beurteilung 102
   Drucksensoren 98
   Kontinenztraining 98
   Kosten 103
   Krafttraining 98
   Sensoren oder Oberflächenelektroden 97
Blockierungen 70
Blutdrucksenkende Medikamente 28
Bulbokavernosusreflex 18

C

cholinergisches System 68

D

Dauerkontinenz 16, 55, 57
   Fazilitation 55
Demenz
   Harninkontinenz 26
Denkkörper 62
Depression
   Dranginkontinenz 27
Desmopressin 29
Detrusorhyperaktivität 21
Detrusorhyperreflexie 21
   Parkinson-Syndrom 26, 85
Diabetes mellitus
   Harninkontinenz 27
Diaphragma urogenitale 14
Diclofenac 30
Diuretika 28

Dranginkontinenz 20
   Depression 27
   Elektrostimulation 104
   Harnwegsinfektionen 27
   medikamentöse Therapie 29
   motorische 20, 85
   sensorische 20
Druck
   intraabdomineller 41, 53
Druckflussmessung 19
Drucksituationen 53

E

Ejakulation
   retrograde 16
Elektromyographie 19
Elektrostimulation 10, 104
Elektrotherapie 104
EMG-Ableitung
   Beckenbodenmuskulatur 32
Entzündung
   neurogene Komponente 92
Entzündungsphase
   Wundheilung 75
Ephedrin 30
Exterozeptoren 14

F

Fahrradfahren 109
Fahrradsattel
   Dammbereich, Entlastung 109
Fast-Twitch-Fasern
   Beckenbodenmuskulatur 48
   Harnröhrenschließmuskel 13, 15
   Nervenleitgeschwindigkeit 49

Register

Fazilitation
　Dauerkontinenz　55
　Kontinenzsystem　61
Flavoxat　29
Frisch Operierte
　Kontinenztraining　78

G

Ganglien
　parasympathische　68
　sympathische　68
Gedächtnis
　implizites　57
　somatomotorisches　93
Gedächtnisleistung　57
Gesäßmuskulatur
　Training　40, 51
Glukokortikoidkonzentration
Grenzstrang　14
Großhirnrinde
　motorischer Teil　43
Gyrus praecentralis　43

H

Harnblase
　Funktionsröntgen　19
　neurogene　85
　Ruhedruck　11
　Sensibilität　14
Harnblasenauslass
　Narbenverengung　110
Harnblasendruckmessung　19
　während der Entleerung　19
Harnblasenentleerungen
　Anzahl, tägliche　85
　Funktionskreis　15

Harnblasenentleerungsstörung
　Multiple Sklerose　26
　neurogene　18
Harnblasenfüllung
　Kontinenztraining　59
Harnblasenkapazität　17
Harnblasenkarzinom　25
Harnblasenmuskulatur
　Hyperaktivität　14
Harnblasenstörungen
　neurogene　87
Harnblasentonus　56
Harninkontinenz
　Aktivitäten des täglichen Lebens　52
　Alter　84
　Antidepressiva　31
　Apoplex　25
　Demenz　26
　Diabetes mellitus　27
　Diagnostik　17
　extraurethrale　21
　Formen　19
　Harnblasenkarzinom　25
　medikamentös induzierte　28
　Multiple Sklerose　26
　Parkinson-Syndrom　26
　persistierende　67, 70
　Prostatakarzinom　22
　Prostatektomie, radikale　25
　psychogene　88
　rektale Beurteilung　18
　Schmerzen　27, 89
　Schmerztherapie　30
Harnkontinenz
　Physiologie　10
Harnröhrenschließmuskel　9
Harnröhrendruckprofil　19
Harnröhrenmündung
　innere　11

Harnröhrenschließmuskel
    Durchblutungssteigerung   48
    EMG   16
    Fast-Twitch-Fasern   13, 15
    Funktion   11
    Grundtonus   56
    Innervation   14
    Maximalkrafttraining   56
    Pumpübung   48
    rektale Beurteilung   18
    Slow-Twitch-Fasern   13, 15
    Spannungsintensitätsübung   45–46
    Unterscheidung von anderen Muskeln   40
    Wahrnehmung   10, 37
Harnröhrenverengungen   18
    Überlaufinkontinenz   21
Harnstrahlmessung   18
Harnstrahlunterbrechung
    willentliche   15
Harnwegsinfektionen   18, 27, 88
    Antibiotika   30
Harnblasenauslass
    Narbenverengung   110
Hautsensorik
    perianale   18
Head-Zonen   68
Hippocampus   57
Hodenschmerzen   70
Hypermobilitäten   70
Hypnotika   28
Hypomobilitäten   70

I

Ibuprofen   30
Ileumkonduit
    Harnblasenkarzinom   25
Imipramin   29

Ingelman-Sundberg-Klassifikation
    Stressinkontinenz   20
Irradiation   44, 51
Ischiasbeschwerden
    Prostatakarzinom   22
isometrische Übungen   72

K

Knochenschmerzen
    Prostatakarzinom   22
Kokzygodynie   70
Kontinenz
    Physiologie   15
    soziale   86
Kontinenzsystem
    Fazilitation   61
Kontinenztraining   88
    Aufrichten aus der Rückenlage   37
    Aufbau und Gestaltung   71
    Beckenbodenmuskulatur -Tasten der Spannung   39
    Biofeedback   101
    Biofeedback-Geräte   98
    Dauer   106
    für frisch Operierte   78
    Harnblasenfüllung   59
    Harninkontinenz, weibliche   111
    kognitiv-sozio-emotionales Lernziel   36
    Koordinationsverbesserung   43
    Krafttraining   48
    Neoblasenanlage   81
    Schmerzen   90
    Schwierigkeitsgradanpassung   59
    sensomotorisches   10, 43, 58, 102
    Spannungsintensitätsübungen des Schließmuskels   45
    Superkompensationsphase   72

Register

Symptomverschlechterung 108
Übertraining 72
Übungen 32
Urinstrahl, Unterbrechung 37
Koordination
  Gedächtnisengramm 44
  Verbesserung 43
Kortex
  präfrontaler 43
Krafttraining
  Biofeedback 102
  Biofeedback-Geräte 98

L

Laktatkonzentration 58
Leakpoint-pressure-Bestimmung 19
Low-compliance-Blase
  Parkinson-Syndrom 26

M

McKenzie-Zonen 68
Manuelle Therapie 10, 67, 79
  Bewegungssegmente 69
  Wirbelsäulensegmente 69
Maximalkrafttraining 56
Mechanorezeptoren 91
  Sensibilitätssteigerung 44
Medikamente
  Harninkontinenz 28
Meridiane
  Akupressur 62
Metamizol 30
Midodrin 30
Miktion 10
  Physiologie 15
  Urethradruck 16
  zentrale Steuerung 14

Miktionsintervalle 85
Miktionsprotokoll 17, 85
Miktionsvolumina 85
Miktionszentrum
  sakrales 15
Miktionszystourethrographie 19
Milchsäurespiegel 58
Motoneurone 49
  Beckenbodenmuskulatur 49
Multiple Sklerose 26
  Physiotherapie 85
Musculus
  dilatator urethrae 13, 16
  ejaculatorius 13
  levator ani 49
  sphincter ani 18
  sphincter urethrae externus 11, 15, 34, 70
  sphincter urethrae glaber 11, 16, 48, 61
  sphincter urethrae internus 11
  sphincter urethrae transversostriatus 13, 15, 37, 48–49, 55, 72
  sphincter vesicae 11
  sphincter vesicae internus 16
  transversus perinei profundus 14
Muskelgewebe
  Wundheilungsphasen 74
Myogelosen 68

N

Nachtröpfeln
  postoperatives 108
Narbenverengung
  Harnblasenausgang 110
Neoblasenanlage
  Kontinenztraining 81

Nervus(-i)
   hypogastricus 14
   pelvici 14
   pudendus 14, 70
Neuroleptika 28

O

Opioide 30
Ostium urethrae internus 11
Overflow 51
Oxybutinin 29

P

Pad-Test 17
Paracetamol 30
Parasympathikus 68
Parkinson-Syndrom 26
   Detrusorhyperreflexie 85
Plexus
   hypogastricus 14
   pelvicus 14
PNF-Konzept 51
Pressatmung 53–54
Proliferationsphase
   Wundheilung 76
Propiverin 29
Propriozeptoren 14, 46
   Sensibilitätststeigerung 44
Prostatakarzinom 22
   Harninkontinenz 22
   Hormontherapie 24
   Prostatektomie 22
   Strahlentherapie 24
Prostataschmerzen 70
Prostatektomie 22
   perineale 34
   radikale 22, 24–25, 57, 70, 106
   retropubische 34

Prostatitis 70
Pseudoephedrin 30
Psychopharmaka 28
Pumpübung
   Harnröhrenschließmuskel 48

R

Reflexinkontinenz 21, 88
   supraspinale 84
Reinforcement 51
rektale Beurteilung
   Harninkontinenz 18
Ruhedruck
   Harnblase 11

S

Sakrococcygealgelenk
   Fehlstellungen 69
Sakroiliakalgelenk
   Fehlstellungen 69
Samenerguss
   vorzeitiger 70
Schmerzen 70
   affektive Dimension 89
   biologisch angepasste 89, 95
   chronische 91
   Harninkontinenz 27, 89
   maladaptive 89, 91, 96
   Physiologie 89
   Reflexaktivität 95
   sympathische Aktivität 94
   Tonuserhöhung 93
   unangepasste 89, 91
   Verarbeitungsmechanismen 91
   verselbständigte 92
Schmerzerinnerung 93
Schmerzmessprotokoll 30

Schmerzsignale
   Hemmung 90
Schmerztherapie 30
Schmerzwahrnehmung 93
sensomotorisches Kontinenztraining 43
Slow-Twitch-Fasern
   Beckenbodenmuskulatur 48
   Harnröhrenschließmuskel 13, 15
   Nervenleitgeschwindigkeit 49
Sonographie 18
Steiner, Rudolf 62
Stoffwechsel
   anaerober 58
Stoffwechselgymnastik 79
Strahlentherapie
   Prostatakarzinom 24
Stressinkontinenz 19
   Antidepressiva 31
   Grad 1 53
   Ingelman-Sundberg-Klassifikation 20
   medikamentöse Therapie 29
Superkompensationsphase
   Kontinenztraining 72
Sympathikus 68
Symptomverschlechterung
   Kontinenztraining 108

T

Toilettentraining 85
Tolterodin 29
Tramadol 30
Triggerpunkte 68
Trospiumchlorid 29

U

Überlaufinkontinenz 21, 88
Übertraining 72
Übungserfolge
   Kontrolle 110
Umbauphase
   Wundheilung 78
Urethradruck
   Miktion 16
Urethrogramm 18
Urethrozystoskopie 18
Urgeinkontinenz 20
   Antidepressiva 31
   Elektrostimulation 104
   medikamentöse Therapie 29
Urinstrahl
   Unterbrechung 37
Urinverlust
   beim Anheben von Gegenständen 54
   beim Aufstehen vom Stuhl 53
   beim Gehen 55, 57, 107, 110
   nächtlicher 110
   Unkontrollierbarkeit 55
Uroflowmetrie 18

V

Vasopressinanaloga 29
Vorlagen 110
Vorlagentest 17
Vorlagenverbrauch 17, 33
   Halbierung 72

W

Wahrnehmung
  Harnröhrenschließmuskel 37
Wirbelsäulenposition
  Schließmuskelfunktion 54
Wundheilung
  Entzündungsphase 75
  Muskelgewebe 74
  Proliferationsphase 76
  Umbauphase 78

Z

Zystomanometrie 19

Pflaum Physiotherapie

eine Auswahl

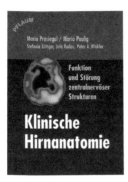

Mario Prosiegel u.a.
Klinische Hirnanatomie
Funktion und Störung zentralnervöser Strukturen
340 S. mit 200 Abb., kart.,
ISBN 3-7905-0828-4

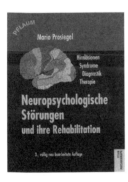

Mario Prosiegel
Neuropsychologische Störungen und ihre Rehabilitation
Hirnläsionen, Syndrome, Diagnostik
3,. völlig neu bearb. Aufl.,
284 S. mit 77 Abb., kart.,
ISBN 3-7905-0863-2

Christel Eickhof
Grundlagen der Physiotherapie bei erworbenen Lähmungen
312 S. mit 82 Abb., kart.,
ISBN 3-7905-0840-3

Germar Kroczek u.a.
Stroke Unit
Ein interdisziplinärer Praxisleitfaden zur Akutbehandlung des Schlaganfalls
Ca. 200 S. mit ca. 160 Abb., kart.,
ISBN 3-7905-0829-2
(erscheint im März '02)

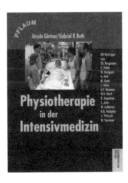

Ursula Gärtner u.a.
Physiotherapie in der Intensivmedizin
398 S. mit 62 Abb., kart.
ISBN 3-7905-0796-2

Sabine Mehne/Livia Haupter
Vom Tun und Lassen
Grundlagen der Systemischen Physiotherapie
Ca. 300 S. mit ca. 30 Abb., kart.,
ISBN 3-7905-0874-8

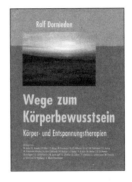

Ralf Dornieden
Wege zum Körperbewusstsein
Körper- und Entspannungstherapien
384 S. mit 150 Abb., kart.
ISBN 3-7905-0857-8

Adalbert Olschewski-Hattenhauer
Stress bewältigen
Ein ganzheitliches Kursprogramm in 12 Sitzungen
Ca. 300 S. mit Abb., kart.,
ISBN 3-7905-0853-5
(erscheint im Mai '02)

Richard Pflaum Verlag GmbH & Co. KG
Lazarettstr. 4, 80636 München, Tel. 089/12607-0, Fax 089/12607-333
http://www.pflaum.de, e-mail: kundenservice@pflaum.de

Pflaum Physiotherapie
eine Auswahl

Laurie S. Hartman
Lehrbuch der Osteopathie
384 S. mit 467 Fotos, geb.,
ISBN 3-7905-0753-9

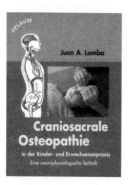

Juan A. Lomba
Craniosacrale Osteopathie in der Kinder- und Erwachsenenpraxis
Eine neurophysiologische Praxis
200 S. mit 120 Abb., kart.,
ISBN 3-7905-0825-X

Emmanuel Sammut/
Patrick Searle-Barnes
Osteopathische Diagnose
351 S. mit 78 Abb., kart.,
ISBN 3-7905-0820-9

Jörg Jerosch u.a.
Künstlicher Gelenkersatz
Hüfte – Knie – Schulter
Grundlagen und Behandlungskonzepte der Prothesenschule
344 S. mit 265 Abb., kart.,
ISBN 3-7905-0799-7

Hans-Rudolf Weiß
Befundgerechte Physiotherapie bei Skoliose
264 S. mit 169 Abb., kart.,
ISBN 3-7905-0837-3

Hans-Rudolf Weiß
Qi Gong Übungen und Musik
122 S. mit 70 Abb., kart.,
ISBN 3-7905-0791-1

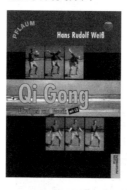

Marion Spörl
Der Orientalische Tanz in der Schwangerschaft und Geburtsvorbereitung
134 S. mit 79 Abb., kart.,
ISBN 3-7905-0855-1

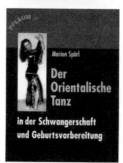

Bitte fordern Sie den ausführlichen Prospekt der Fachbuchreihe Pflaum Physiotherapie an.

Ihre Fachzeitschrift

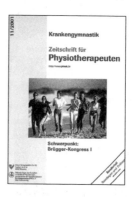

**Krankengymnastik
Zeitschrift für Physiotherapeuten**

Gerne schicken wir Ihnen ein kostenloses Probeexemplar!

Richard Pflaum Verlag GmbH & Co. KG
Lazarettstr. 4, 80636 München, Tel. 089/12607-0, Fax 089/12607-333
http://www.pflaum.de, e-mail: kundenservice@pflaum.de